ISBN 3-8251-7480-8

2. Auflage 2005
Erschienen im Verlag Urachhaus
Originaltitel: Little Snow Bear
Aus dem Englischen von Michael Stehle

www.urachhaus.com
Gedruckt in Polen

Hazel Lincoln

Hab keine Angst, Nanuk

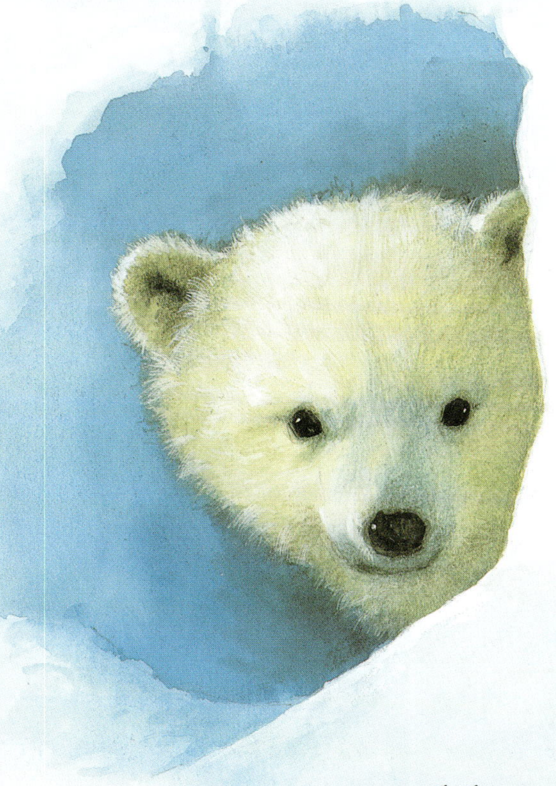

Urachhaus

Nanuk war ein kleiner Eisbär.
Er wurde im hohen Norden geboren, in einer Welt voller Schnee und Eis. Mit seiner Mutter lebte er in einer tiefen warmen Höhle.
Nanuk spielte im Sommer gerne in der Sonne.
Doch wenn der Winter kam und die Sonne lange fort blieb, waren die Tage kalt und dunkel.

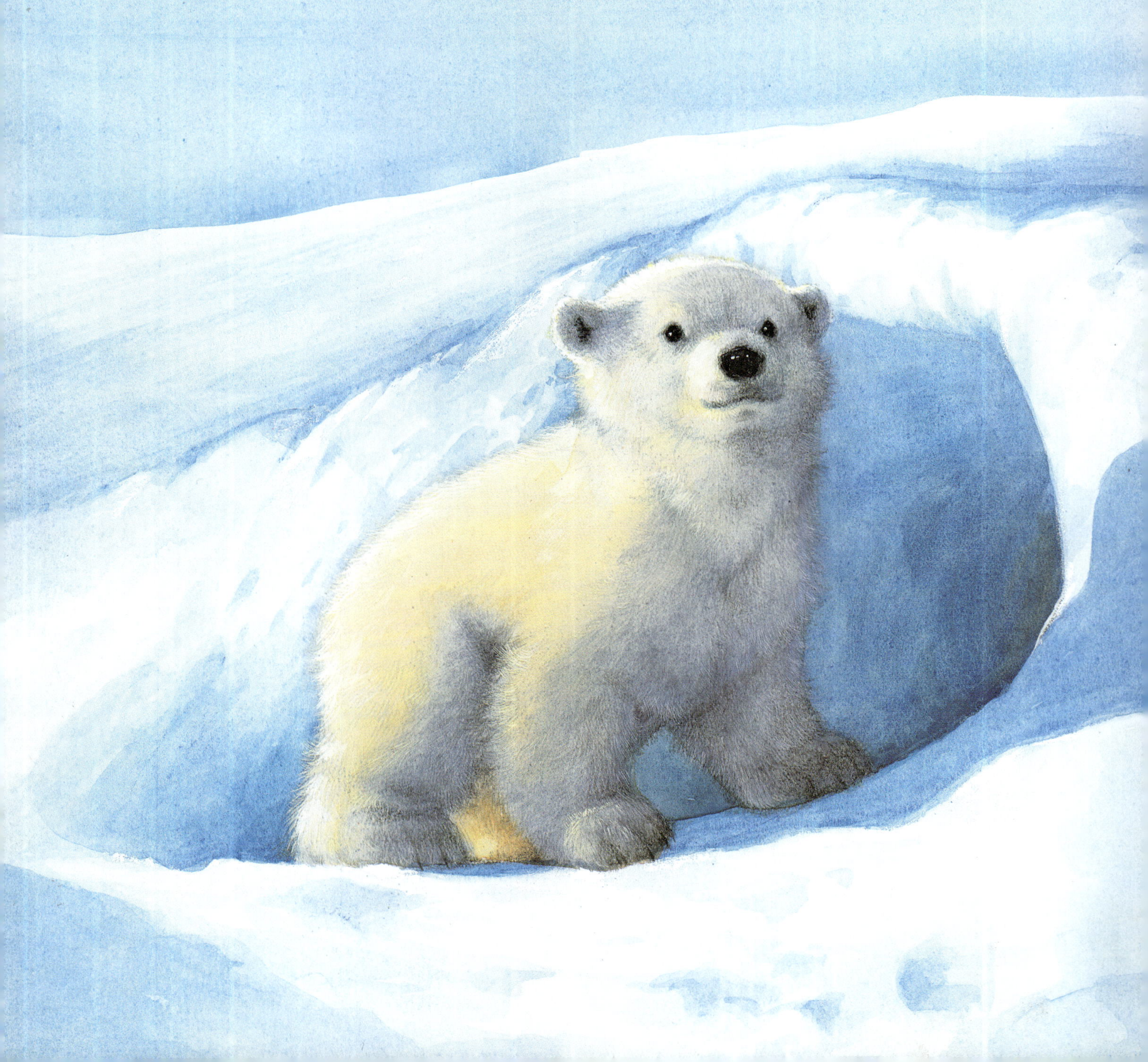

In einer besonders kalten Nacht kam Nanuk zu seiner Mutter und fragte: »Wo ist die Sonne hingegangen, Mutter?«

»Sie hat sich auf eine Reise gemacht, um die andere Seite der Welt mit ihren Strahlen zu wärmen.«

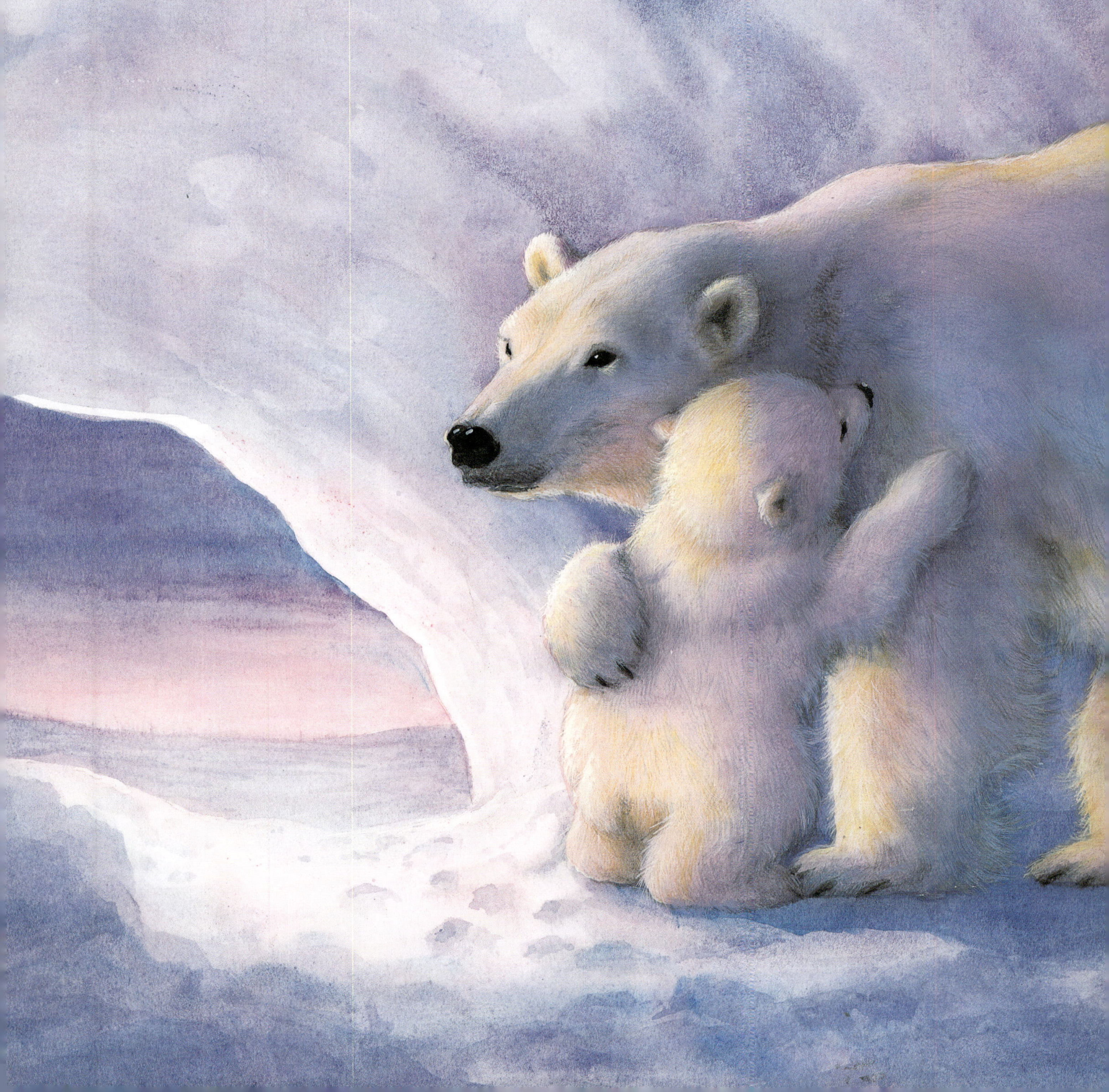

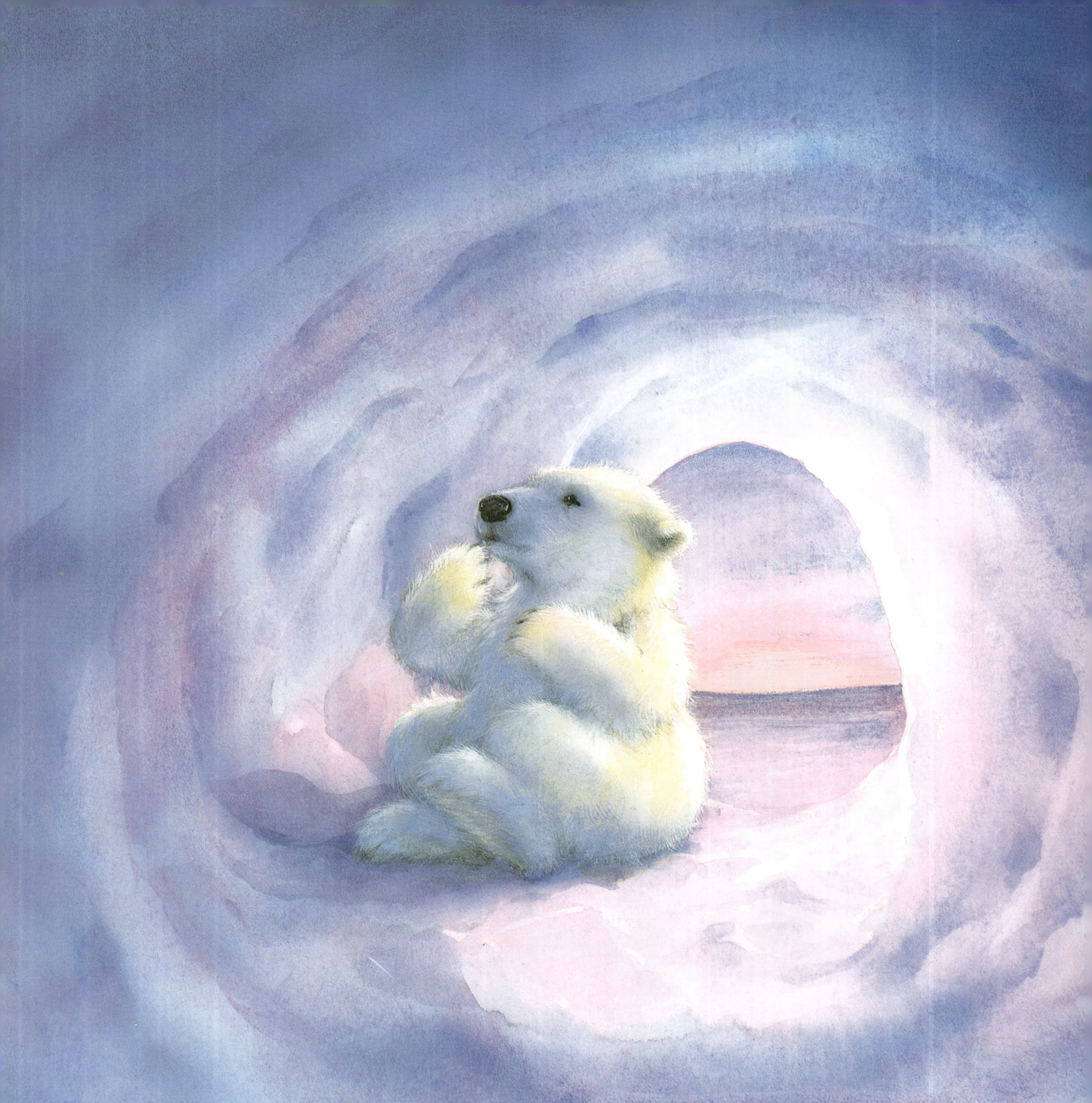

Damit konnte Nanuk aber gar nichts anfangen.
Was ist, wenn nun die Sonne nie mehr wieder kommt,
fragte er sich und fiel in einen tiefen Schlaf.

Er träumte davon, in der warmen Sonne zu spielen. Wenn er sie nur lange genug suchte, könnte er sie vielleicht zurückbringen.

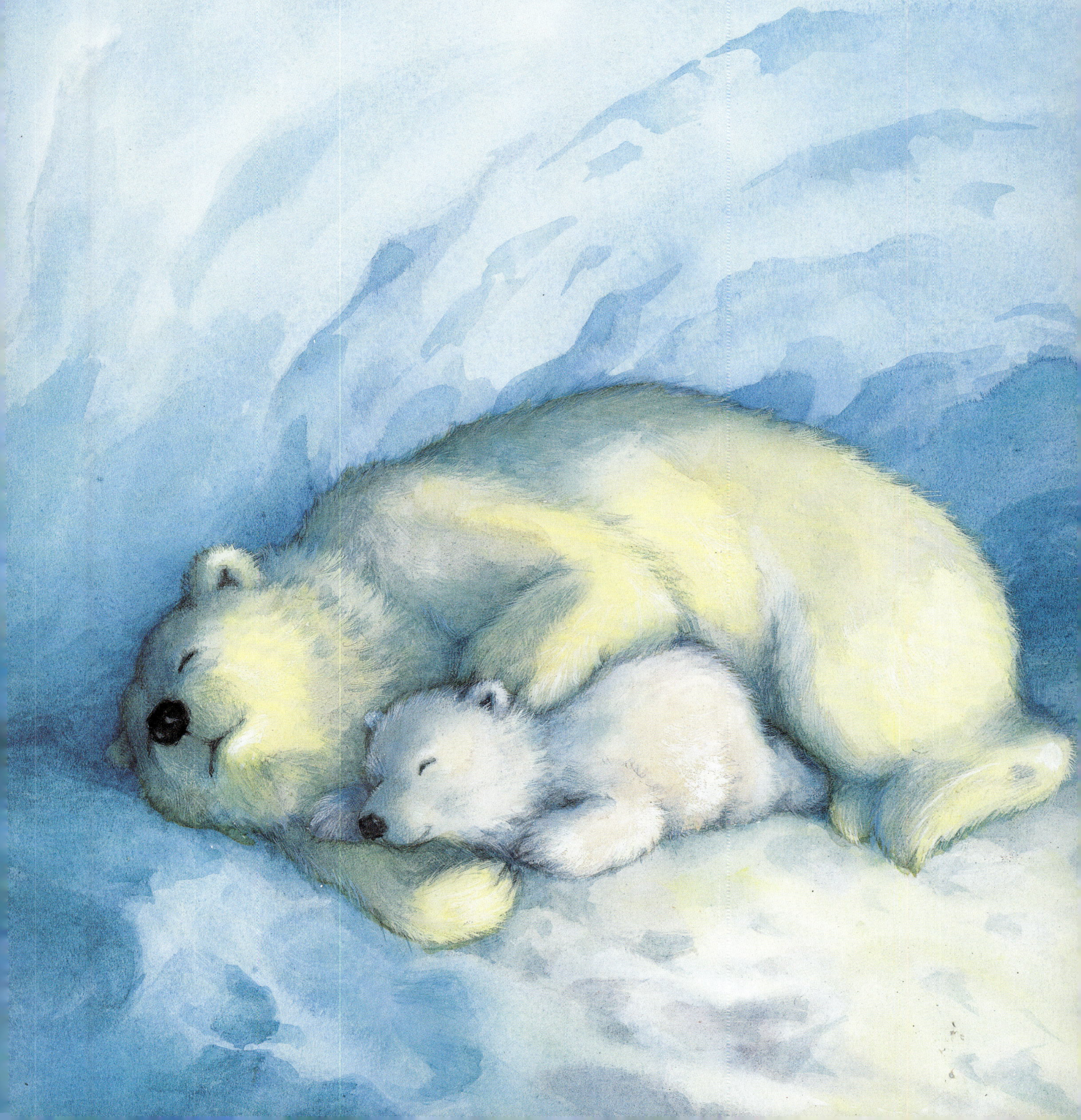

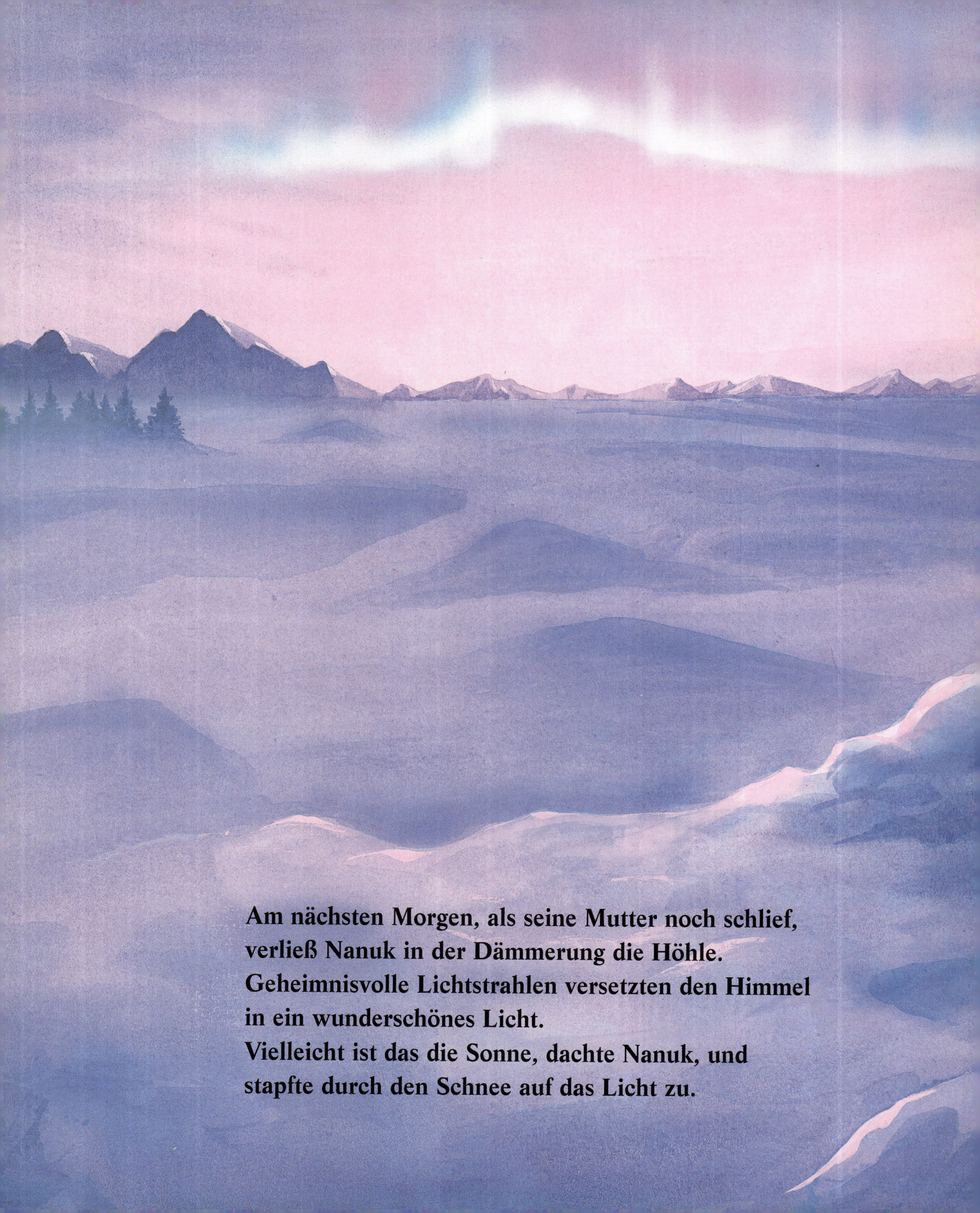

Am nächsten Morgen, als seine Mutter noch schlief, verließ Nanuk in der Dämmerung die Höhle. Geheimnisvolle Lichtstrahlen versetzten den Himmel in ein wunderschönes Licht.
Vielleicht ist das die Sonne, dachte Nanuk, und stapfte durch den Schnee auf das Licht zu.

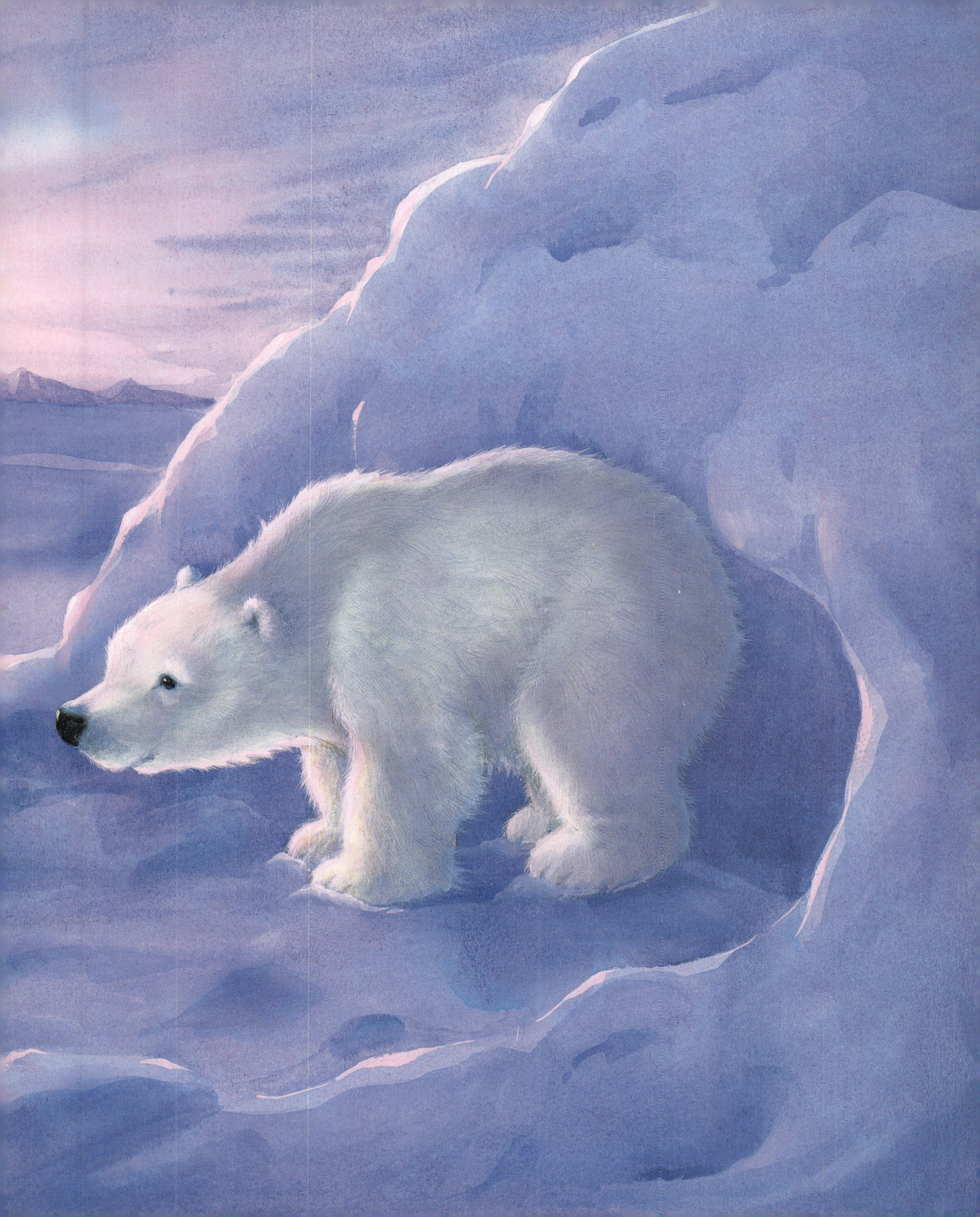

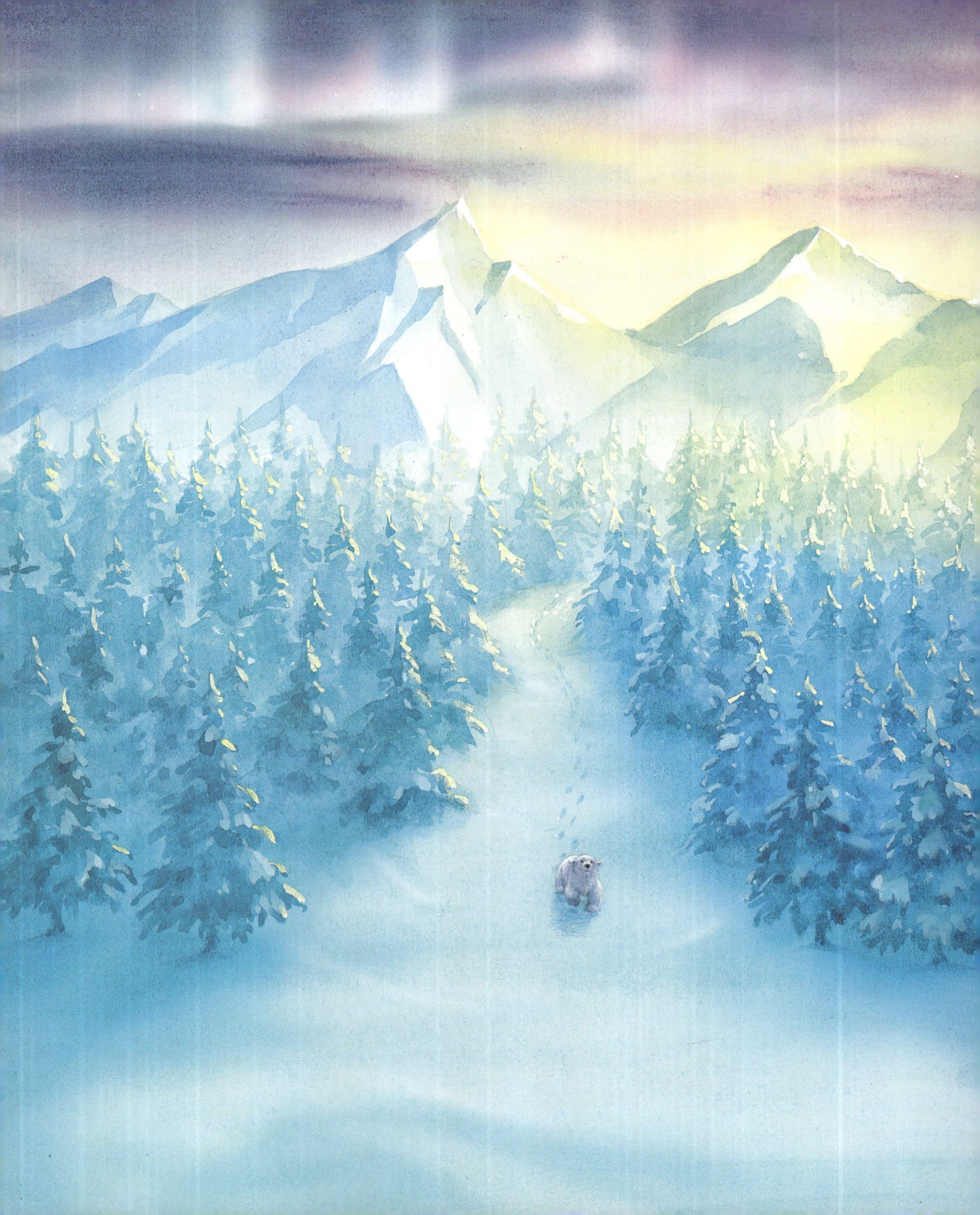

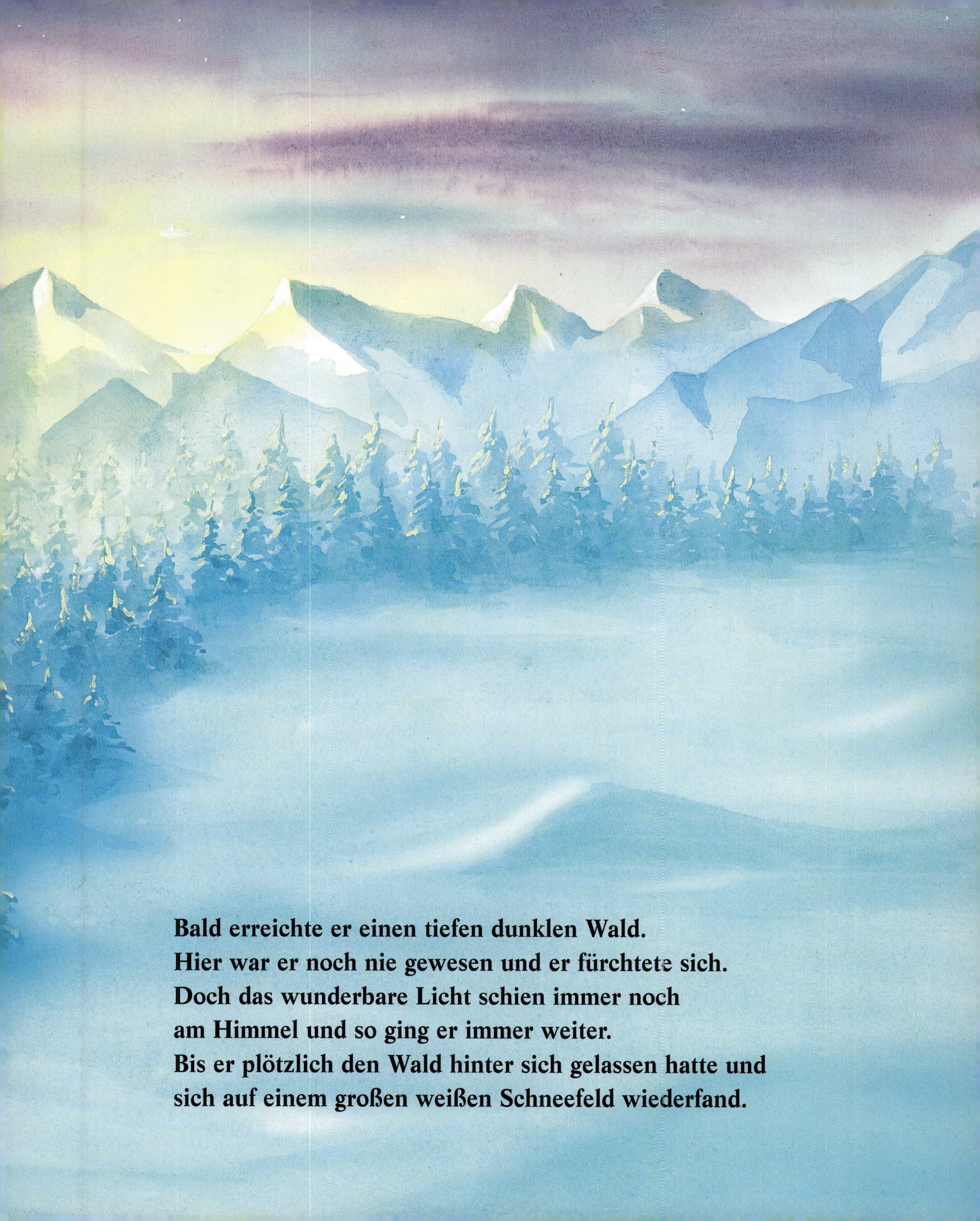

Bald erreichte er einen tiefen dunklen Wald.
Hier war er noch nie gewesen und er fürchtete sich.
Doch das wunderbare Licht schien immer noch
am Himmel und so ging er immer weiter.
Bis er plötzlich den Wald hinter sich gelassen hatte und
sich auf einem großen weißen Schneefeld wiederfand.

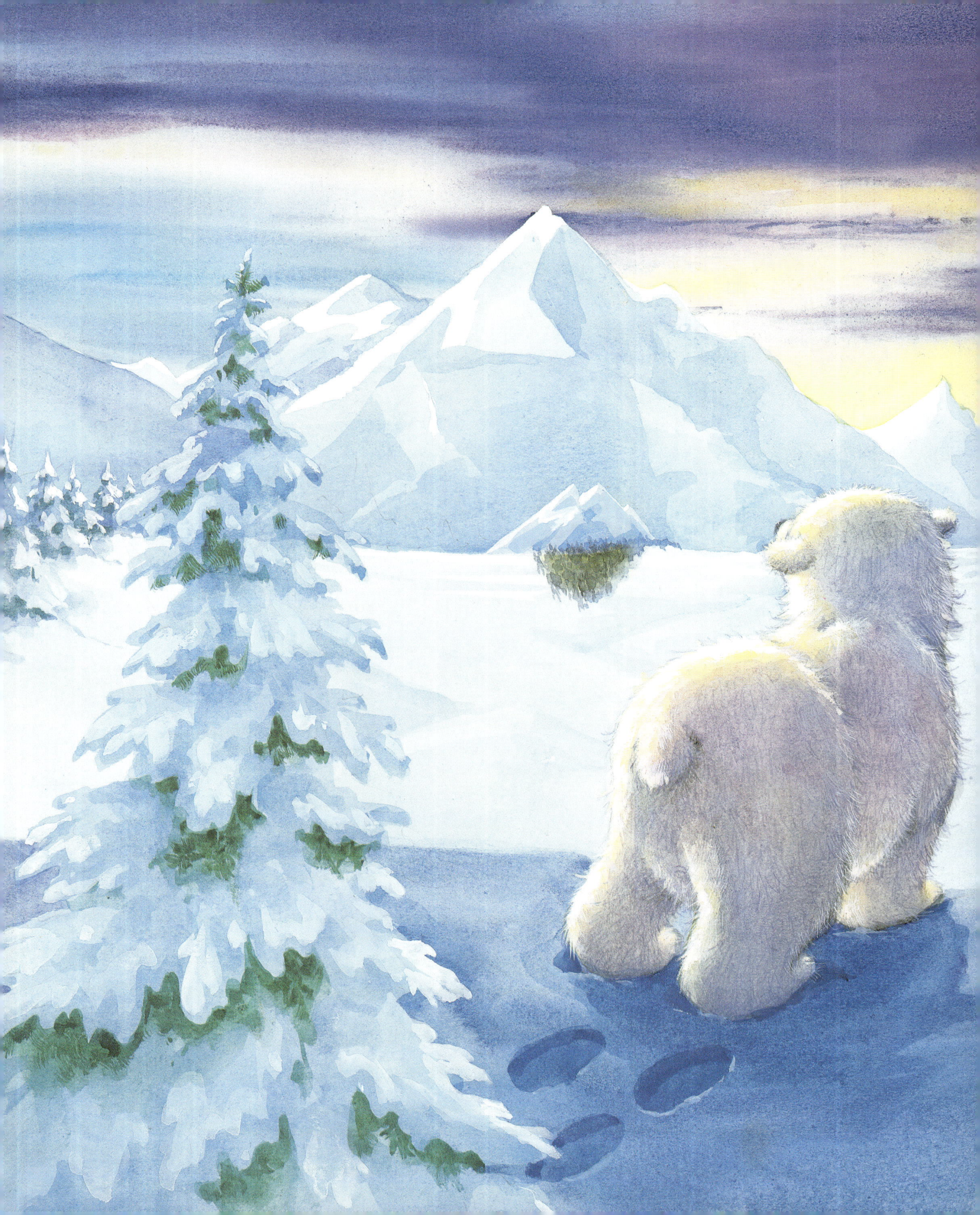

Jetzt wusste er nicht mehr, wohin er gehen sollte –
da sah er plötzlich eine dunkle Gestalt,
die sich auf ihn zu bewegte. Sie kam näher und näher
und wurde größer und immer größer und gleichzeitig
hörte er ein Donnern, das immer näher kam.
Nanuk hatte Angst und vergrub sein Gesicht hinter
seinen Tatzen.

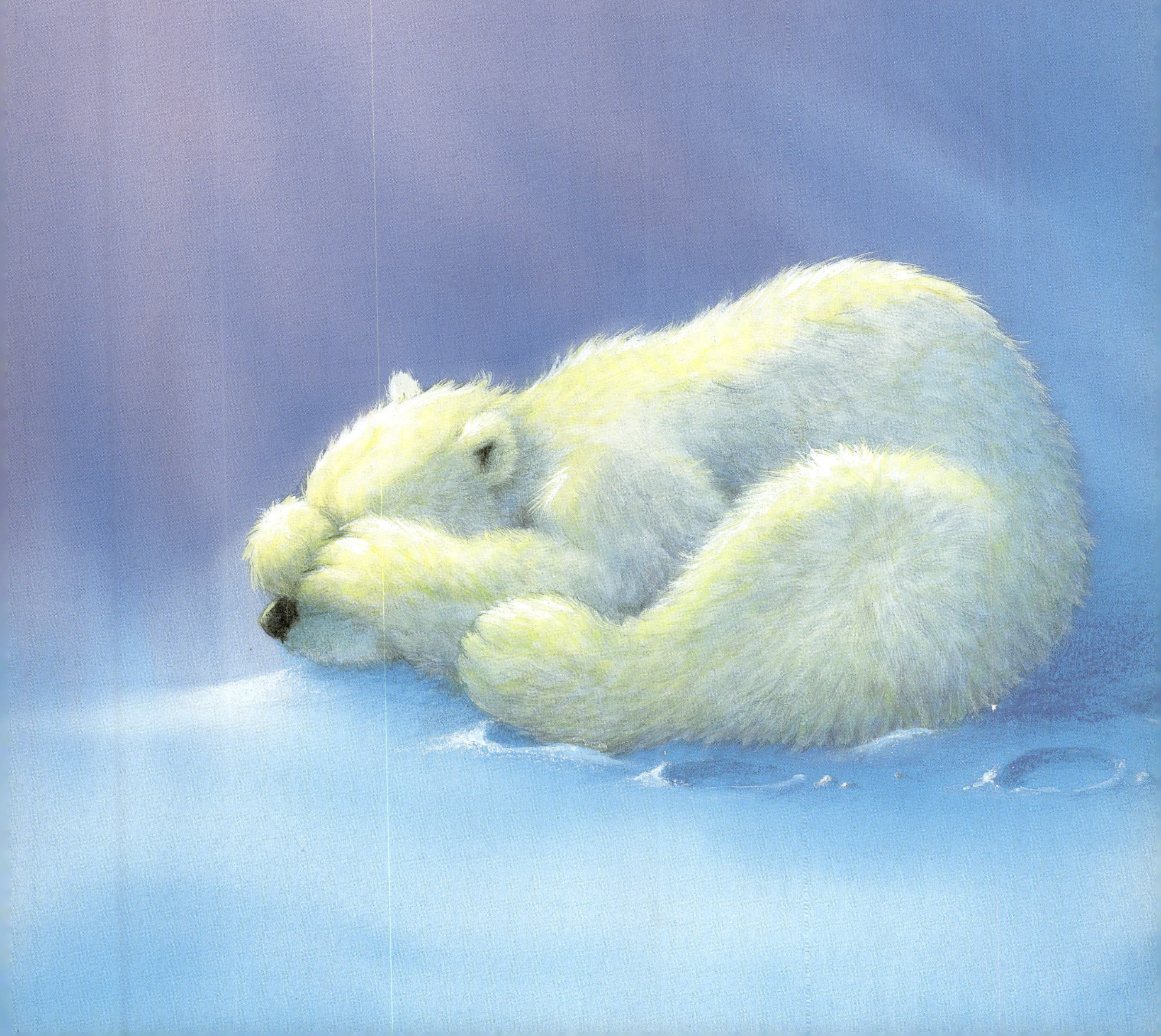

Doch mit einem Mal verstummte das Donnern.
Nanuk öffnete seine Augen und sah direkt in das freundliche Gesicht eines großen Tieres mit langen, langen Beinen.
»Wer bist denn du?«, fragte Nanuk.
»Ich bin das weise alte Karibu«, antwortete er.
»Ich befinde mich mit meiner Herde auf unserer langen Winterreise.«

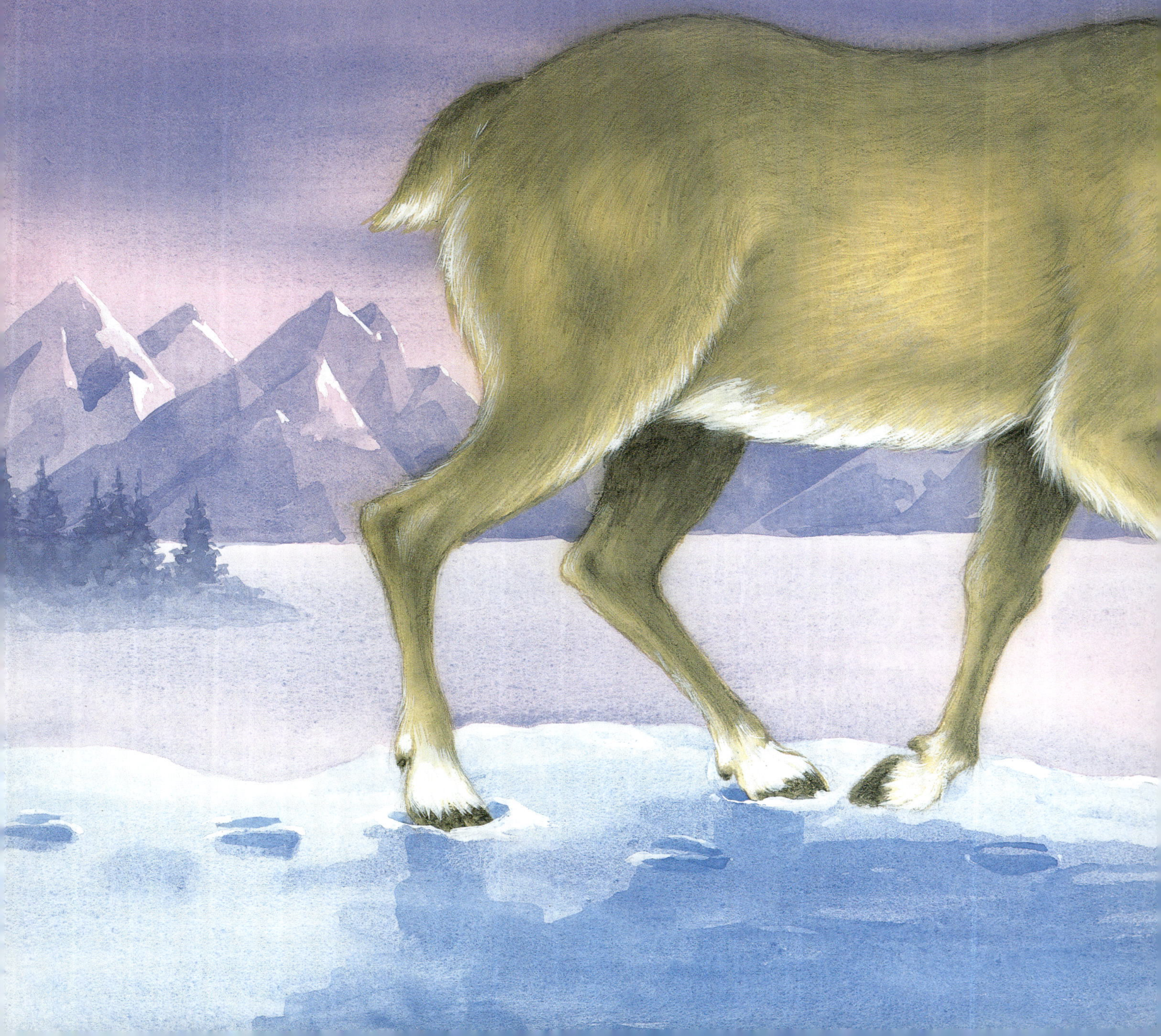

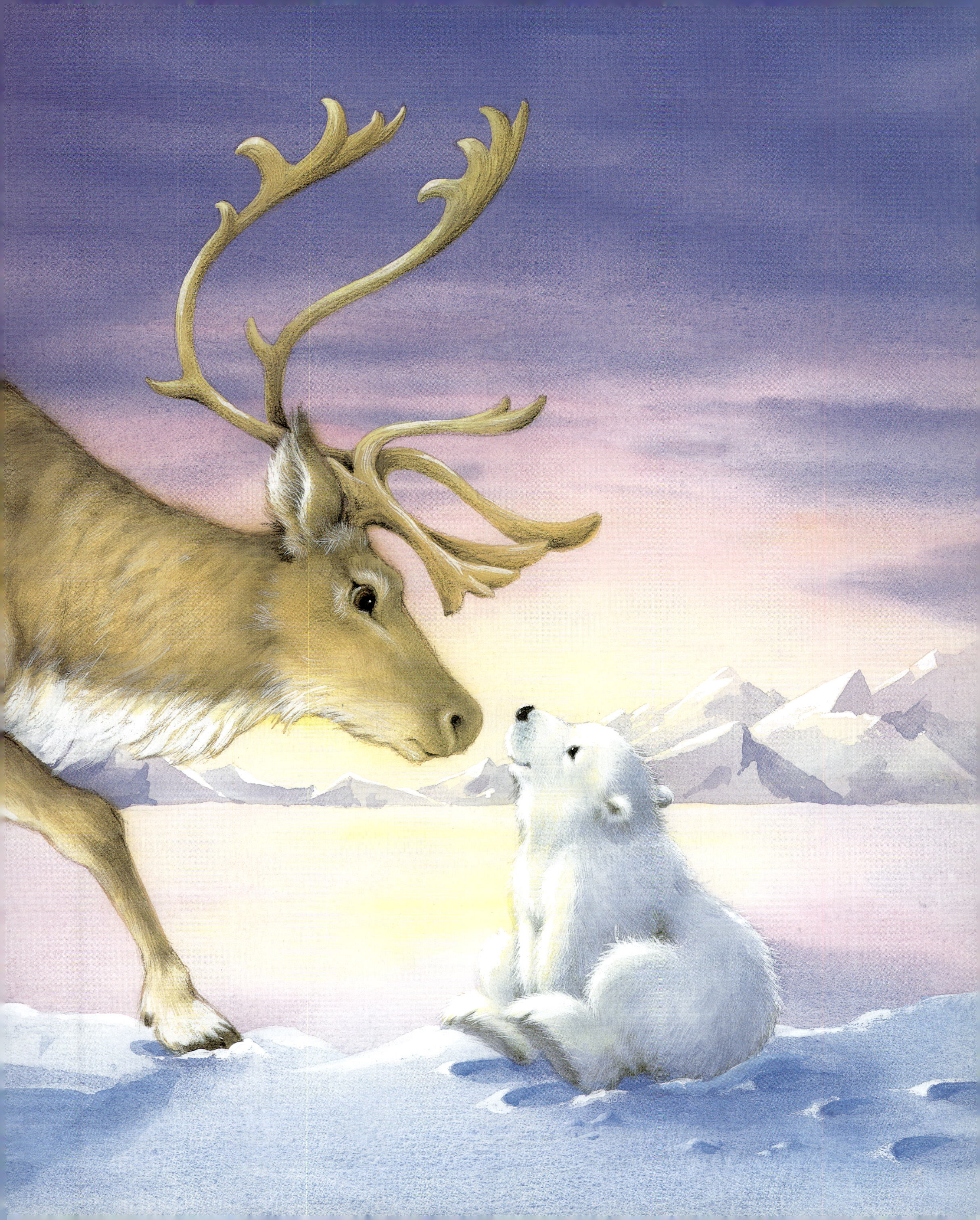

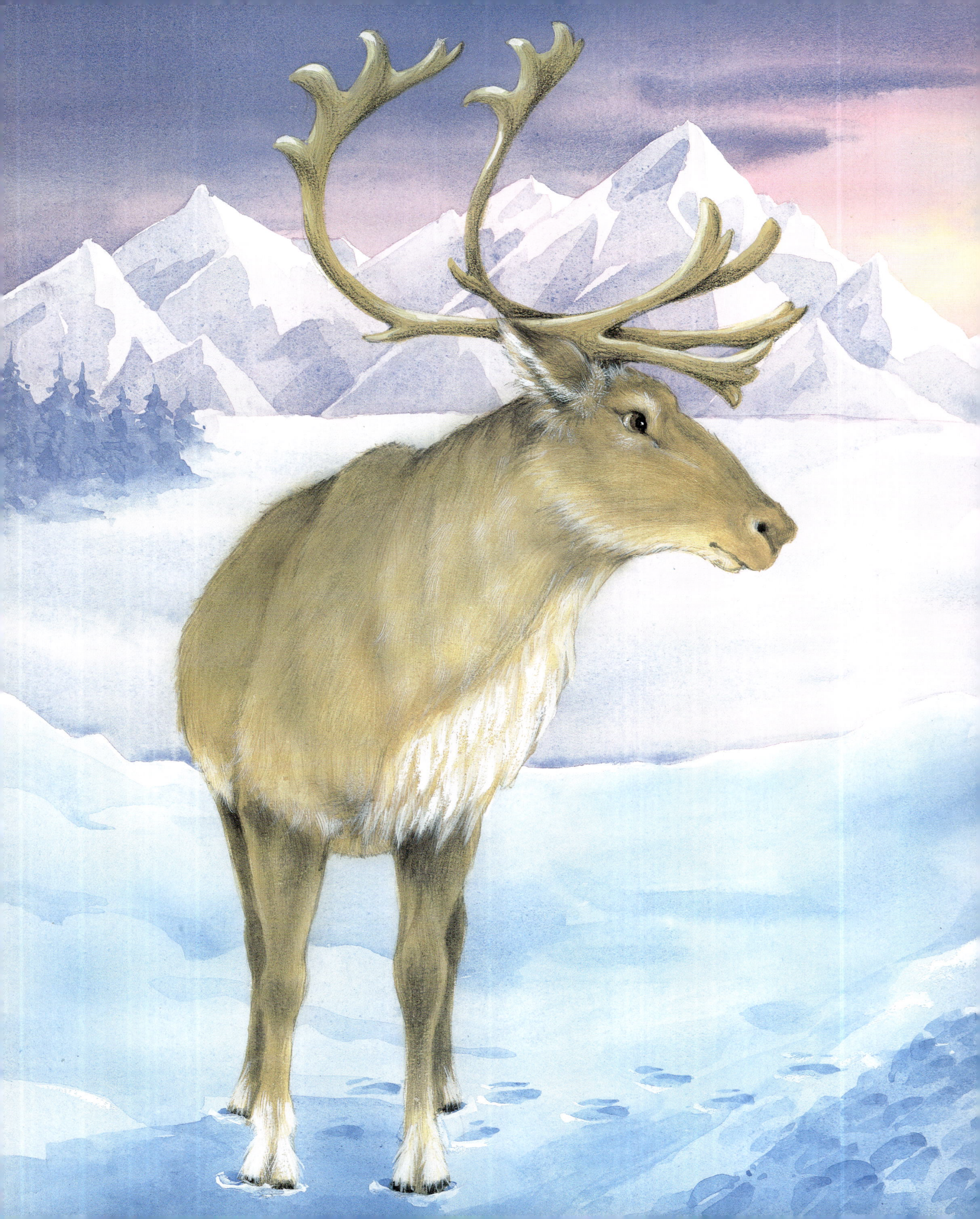

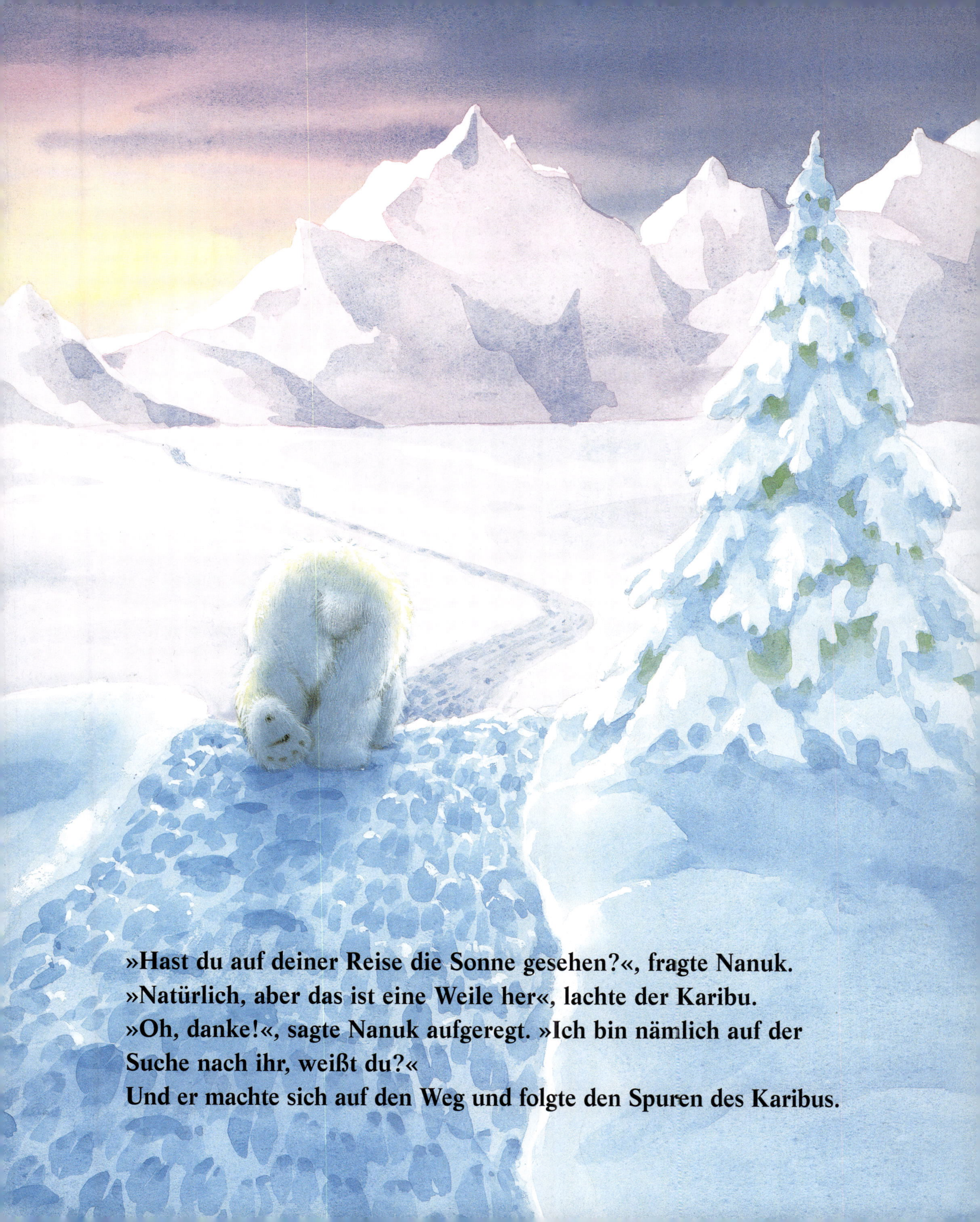

»Hast du auf deiner Reise die Sonne gesehen?«, fragte Nanuk.
»Natürlich, aber das ist eine Weile her«, lachte der Karibu.
»Oh, danke!«, sagte Nanuk aufgeregt. »Ich bin nämlich auf der Suche nach ihr, weißt du?«
Und er machte sich auf den Weg und folgte den Spuren des Karibus.

**Irgendwann erreichte er das Meer.
»Und wie soll ich jetzt weiterkommen?«, fragte er sich.
Da schauten ihn plötzlich zwei dunkle Augen aus einem
weißen Fellball an.**

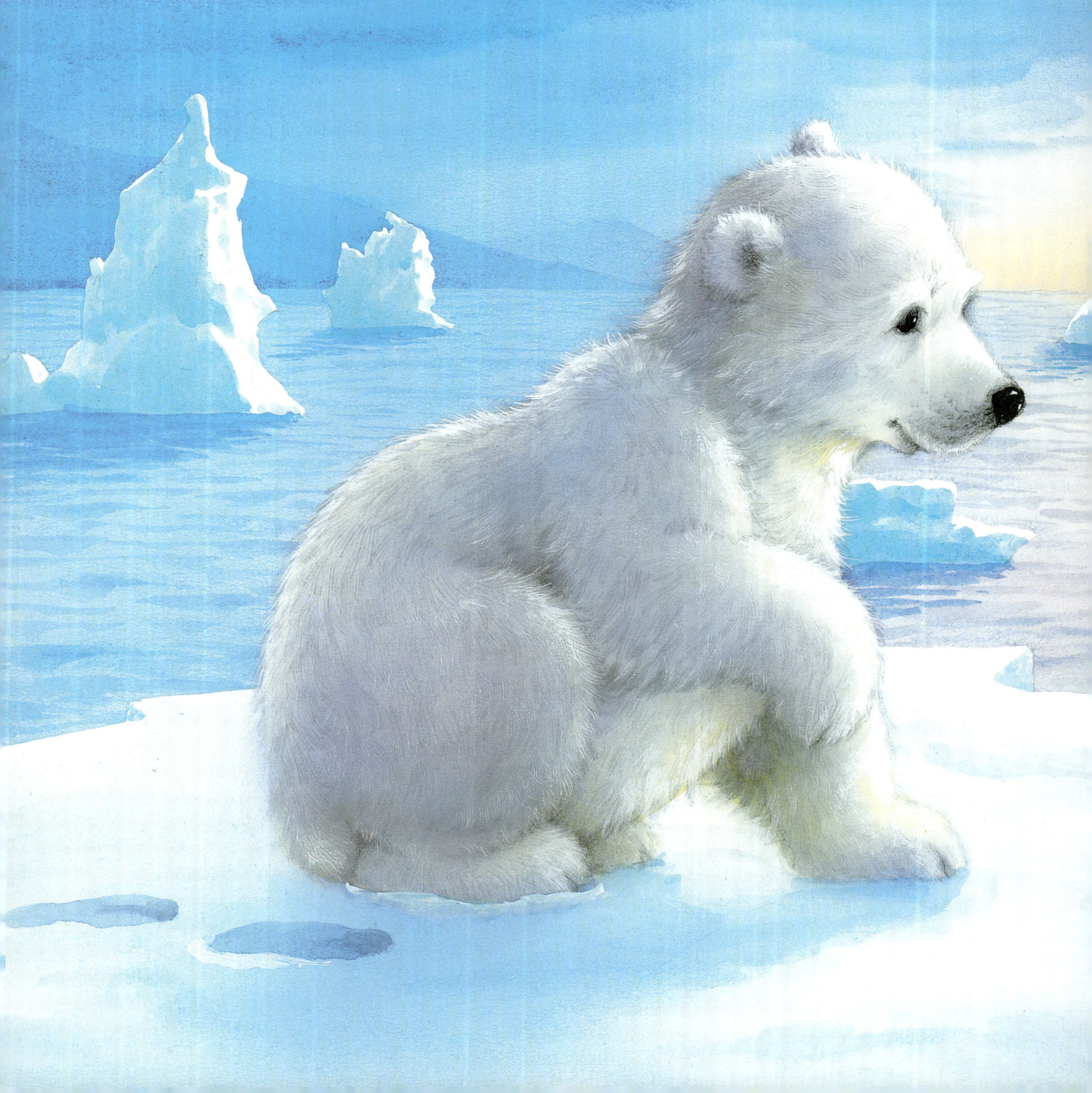

»Hallo!«, sagte der Fellball.
»Wer bist denn du?«, fragte Nanuk.
»Ich bin die kleine Robbe«, sagte der Fellball.
»Hast du vielleicht die Sonne gesehen?«, fragte Nanuk.
»Noch nie«, sagte die Robbe. »Mama sagt, sie sei fortgegangen, bevor ich geboren wurde.«
Mit diesen Worten drehte sich die Robbe um, ließ sich ins Wasser gleiten und schwamm davon.

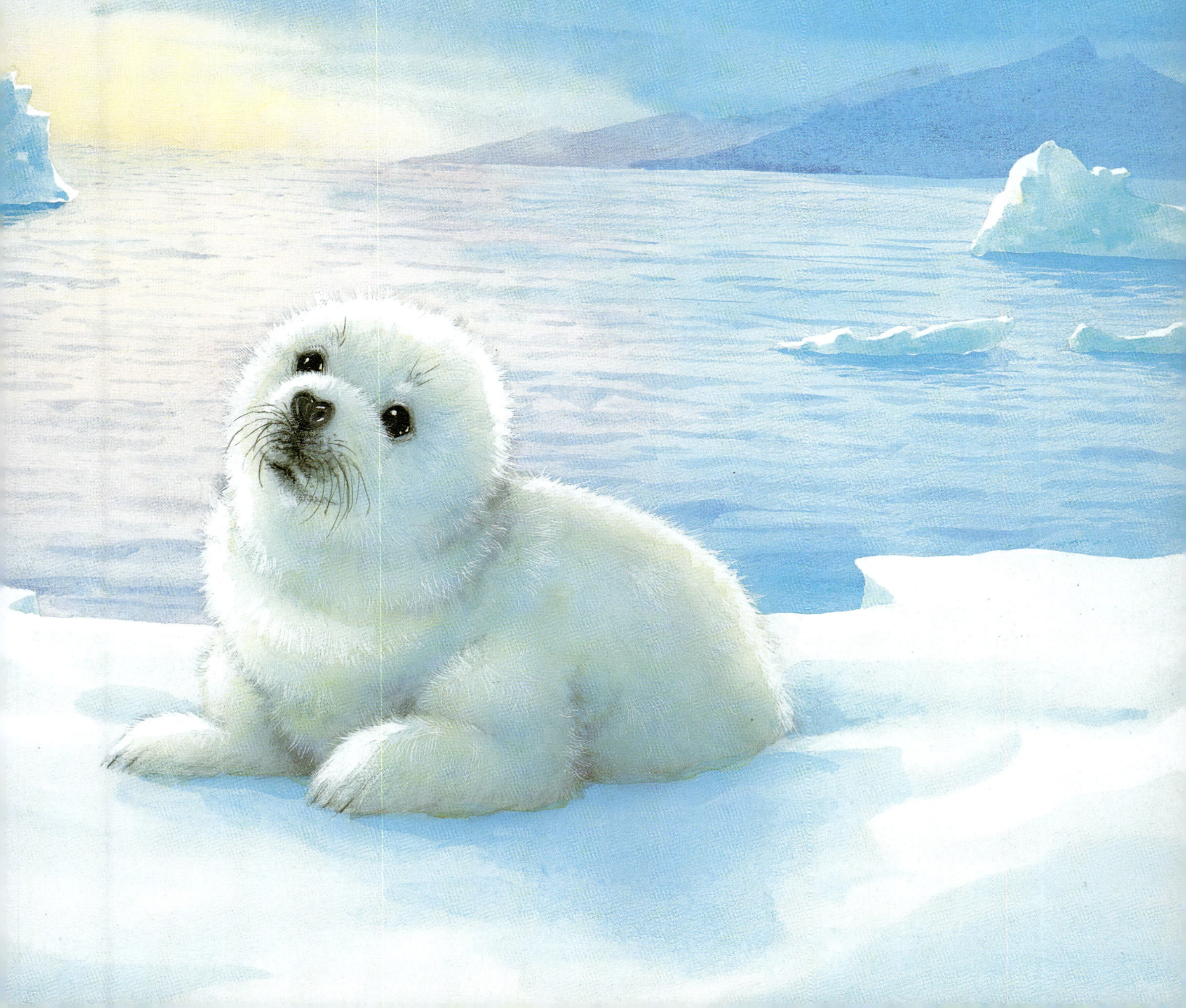

Krach! Das Eis unter Nanuks Füßen begann zu bersten und er bemerkte, wie sich die Eisscholle unter ihm löste und immer weiter vom Ufer wegtrieb.
Ängstlich klammerte er sich am Rand der kleinen Scholle fest. Wie würde er jetzt wieder nach Hause kommen?
Da hörte er einen wunderbaren Klang, der aus dem Wasser zu kommen schien. Er schaute hinunter und erkannte einen riesigen blauen Schatten unter sich.

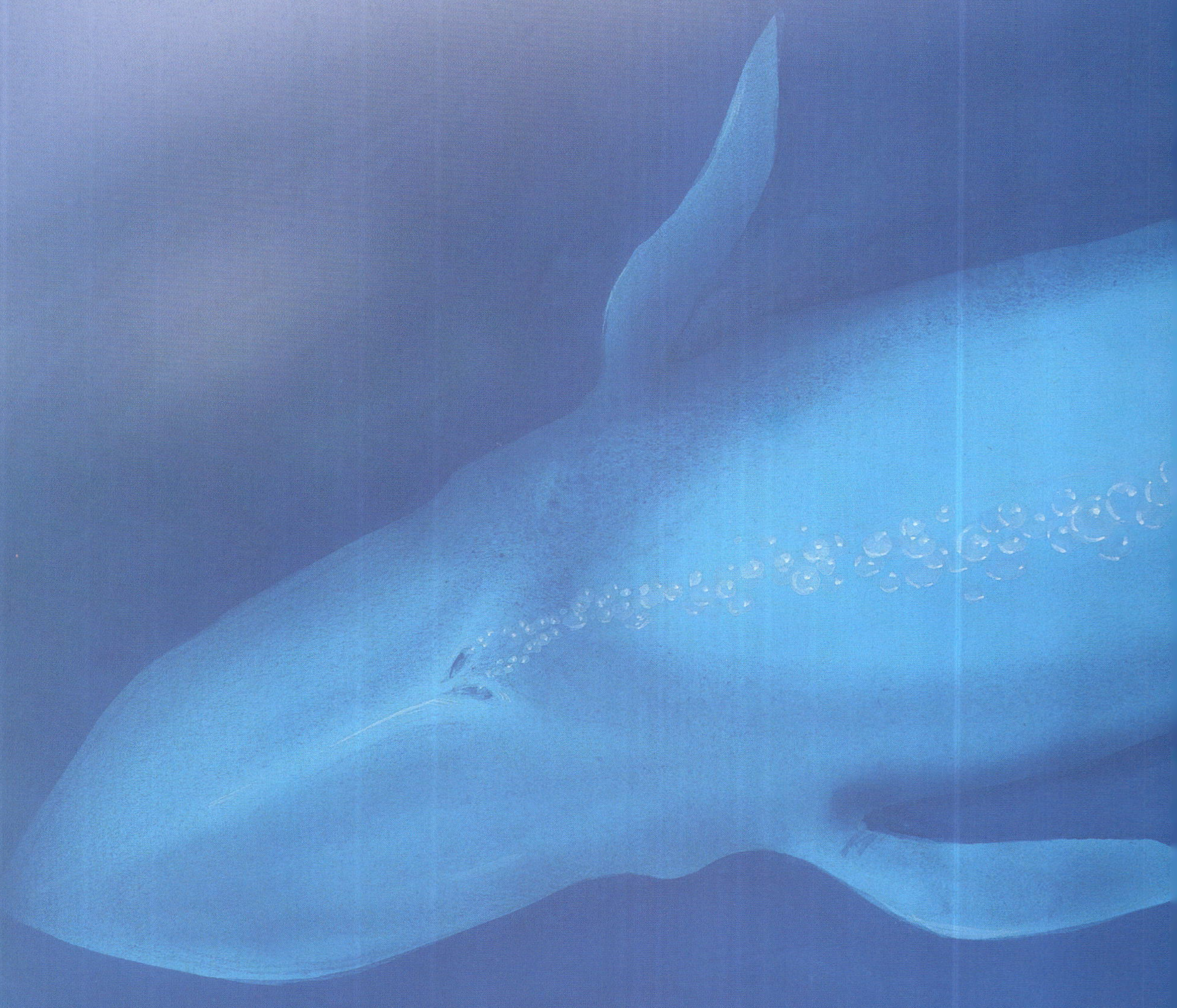

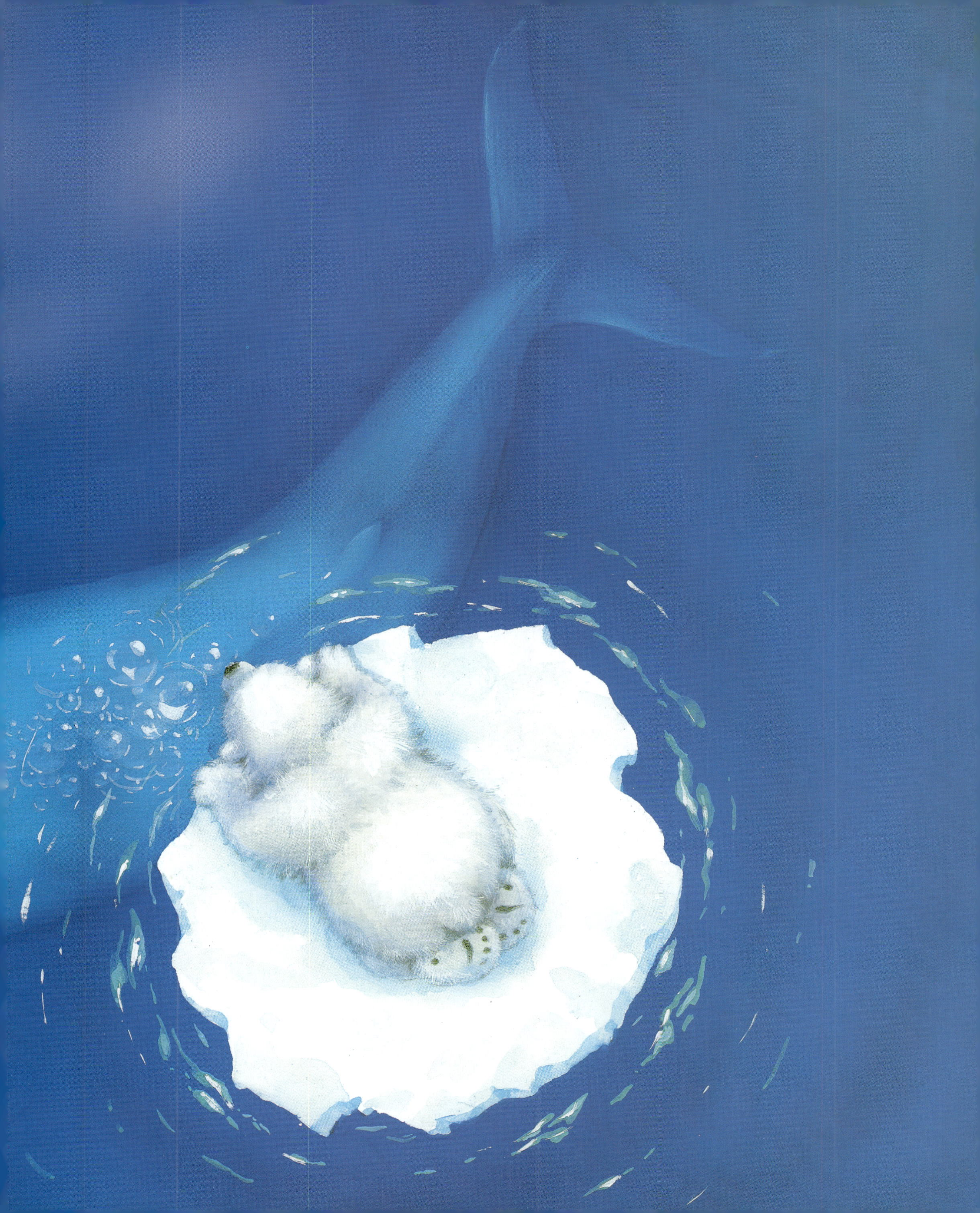

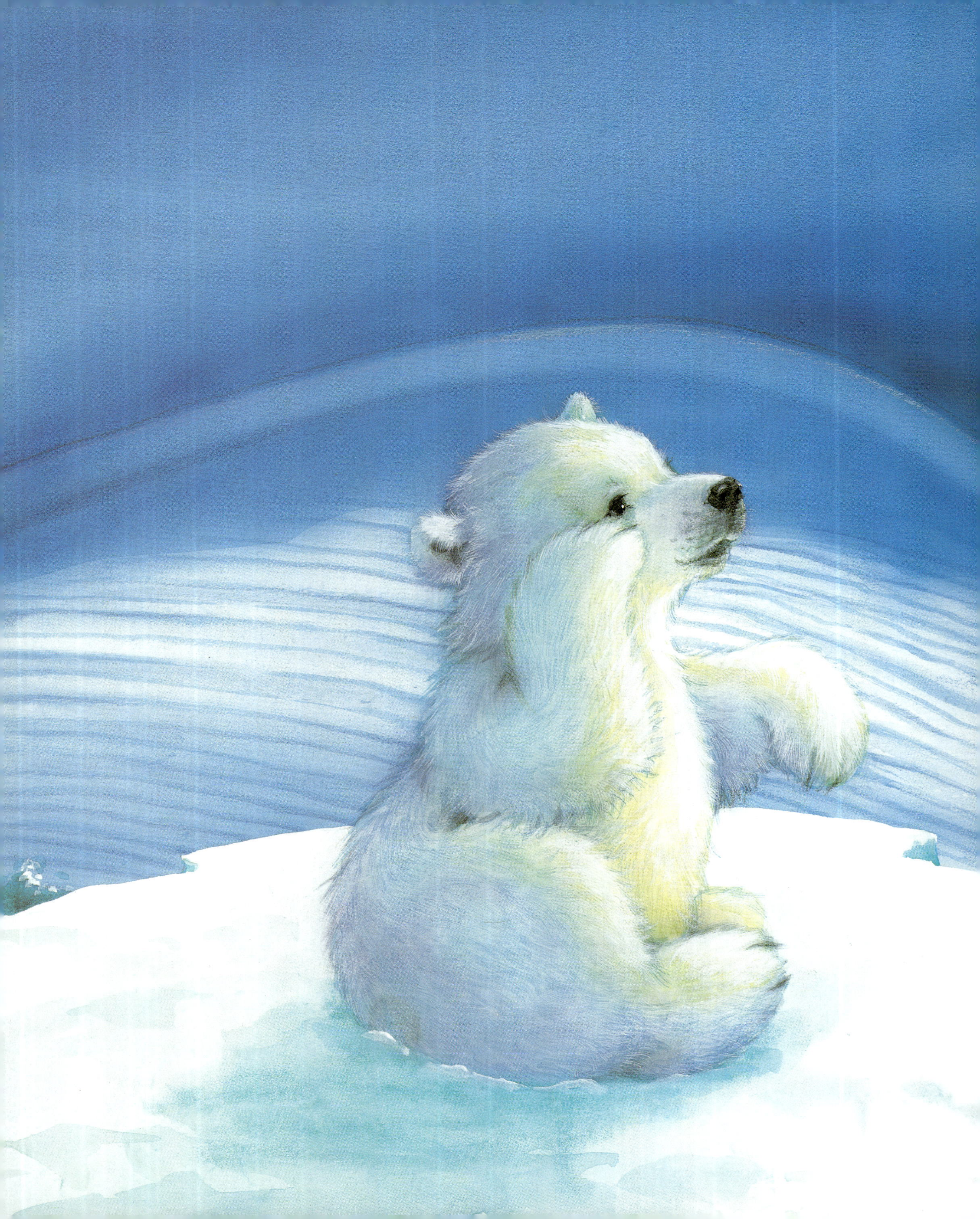

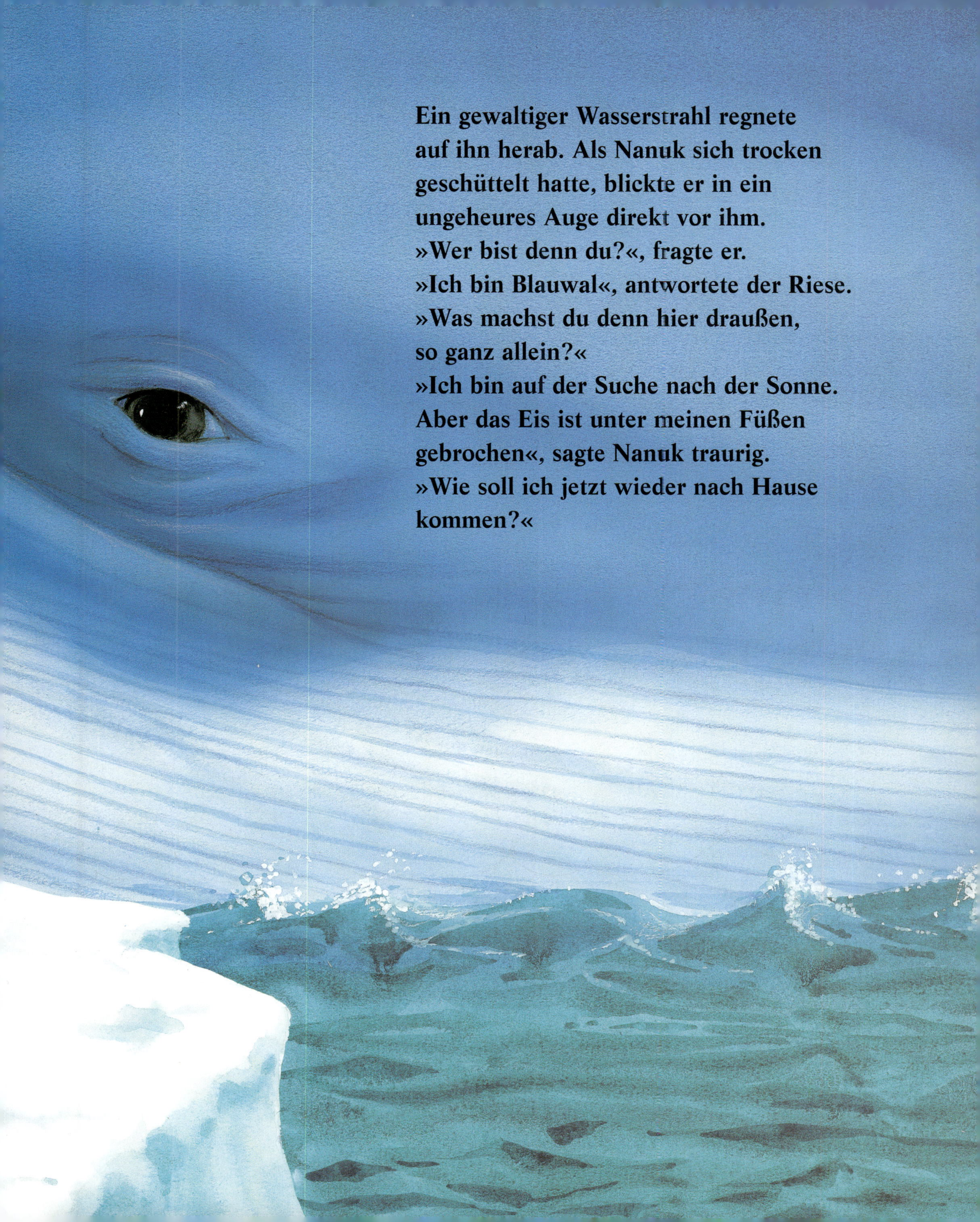

Ein gewaltiger Wasserstrahl regnete auf ihn herab. Als Nanuk sich trocken geschüttelt hatte, blickte er in ein ungeheures Auge direkt vor ihm.
»Wer bist denn du?«, fragte er.
»Ich bin Blauwal«, antwortete der Riese.
»Was machst du denn hier draußen, so ganz allein?«
»Ich bin auf der Suche nach der Sonne. Aber das Eis ist unter meinen Füßen gebrochen«, sagte Nanuk traurig.
»Wie soll ich jetzt wieder nach Hause kommen?«

»Ich habe ein sehr langes Leben hinter mir«, sagte der Wal, »und ich weiß eine Menge. Die Sonne wird bald wieder hier sein. Jedes Jahr macht sie sich auf die Reise und bringt ihre Wärme auch anderen Tieren auf der Welt, aber sie kommt immer zurück.

Hab Geduld, kleiner Eisbär.

Du wirst sehen, dass ich Recht habe.«

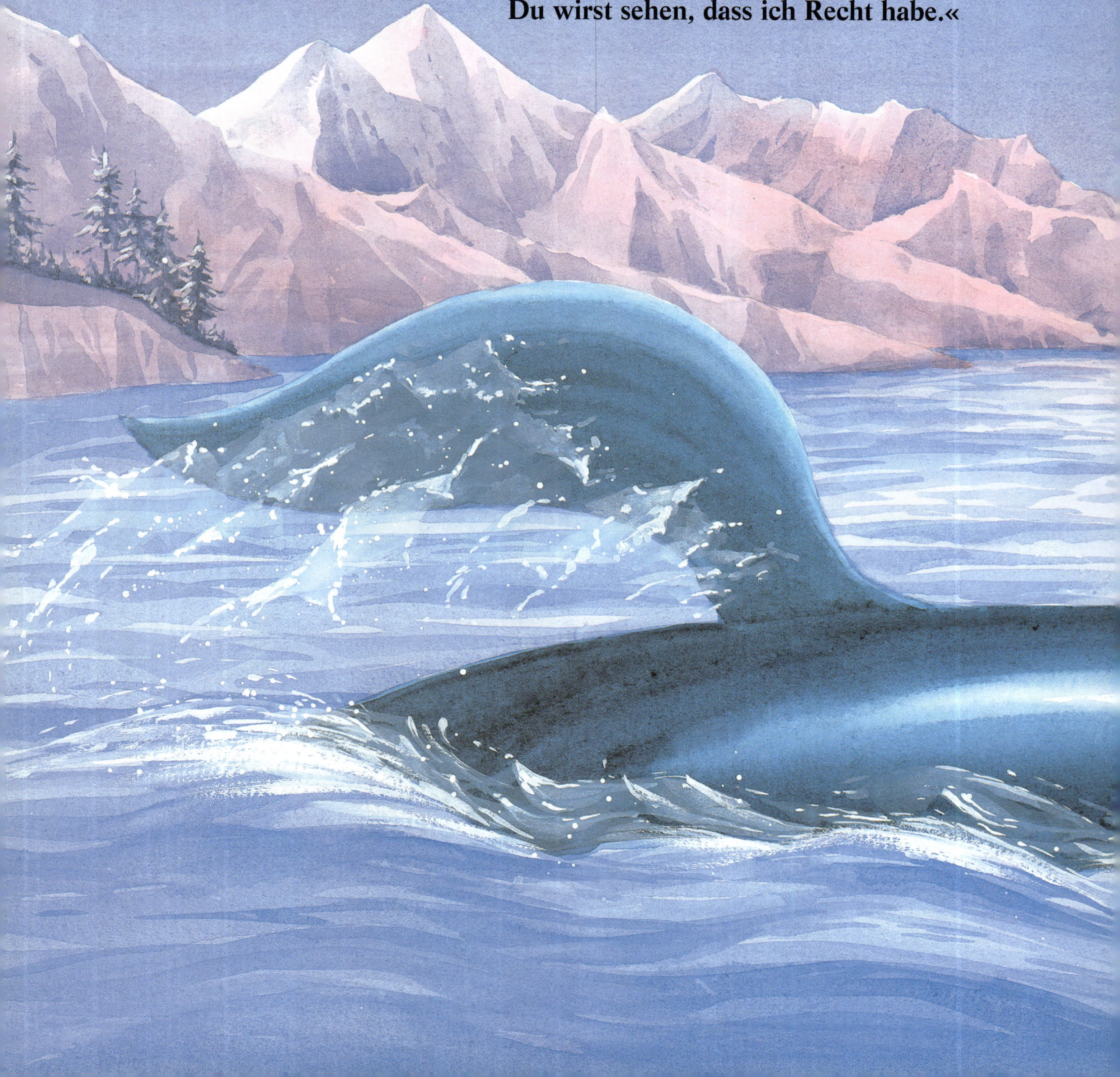

Da begann der Wal, die Scholle langsam in Richtung des Ufers zurückzuschieben.

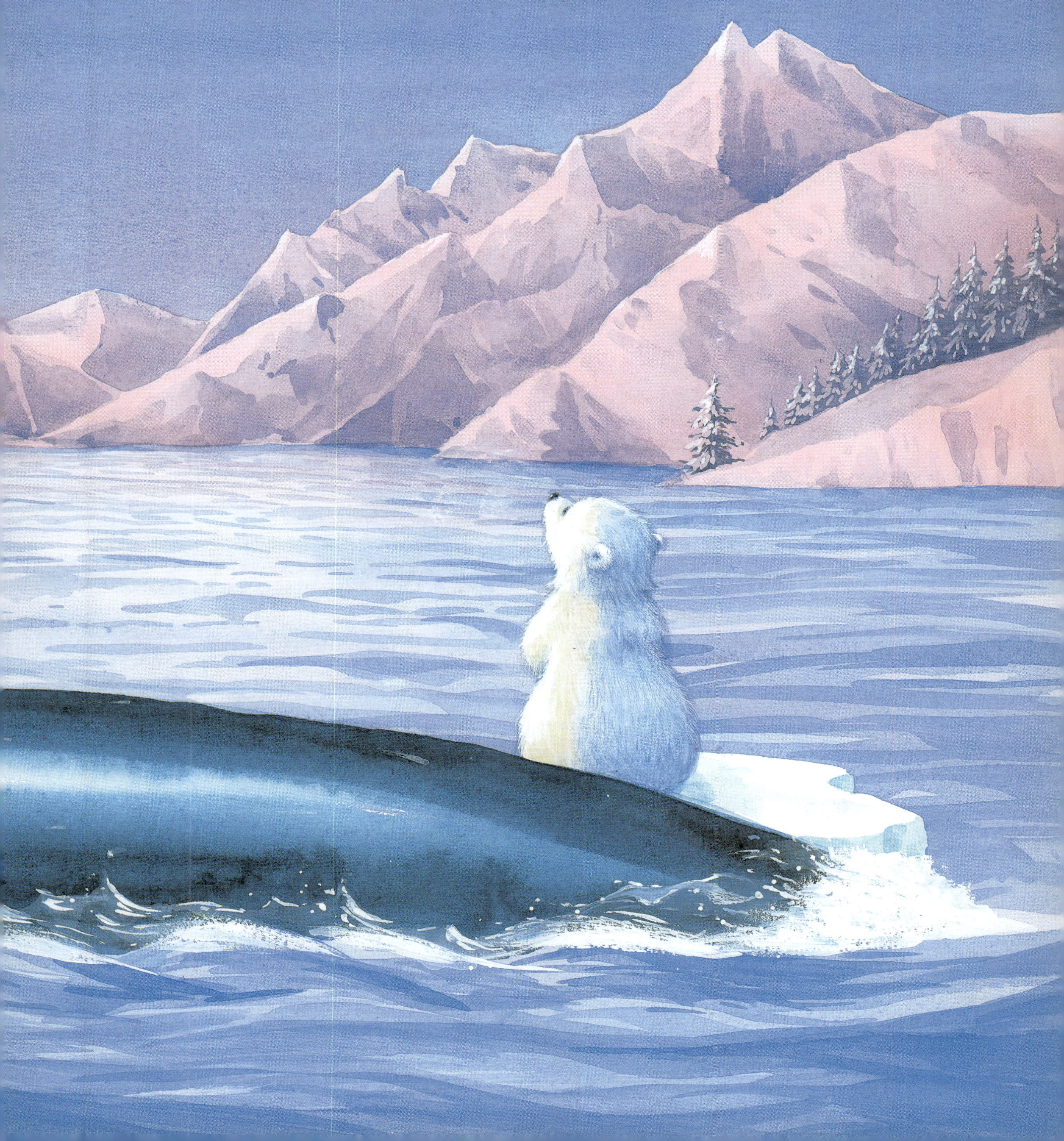

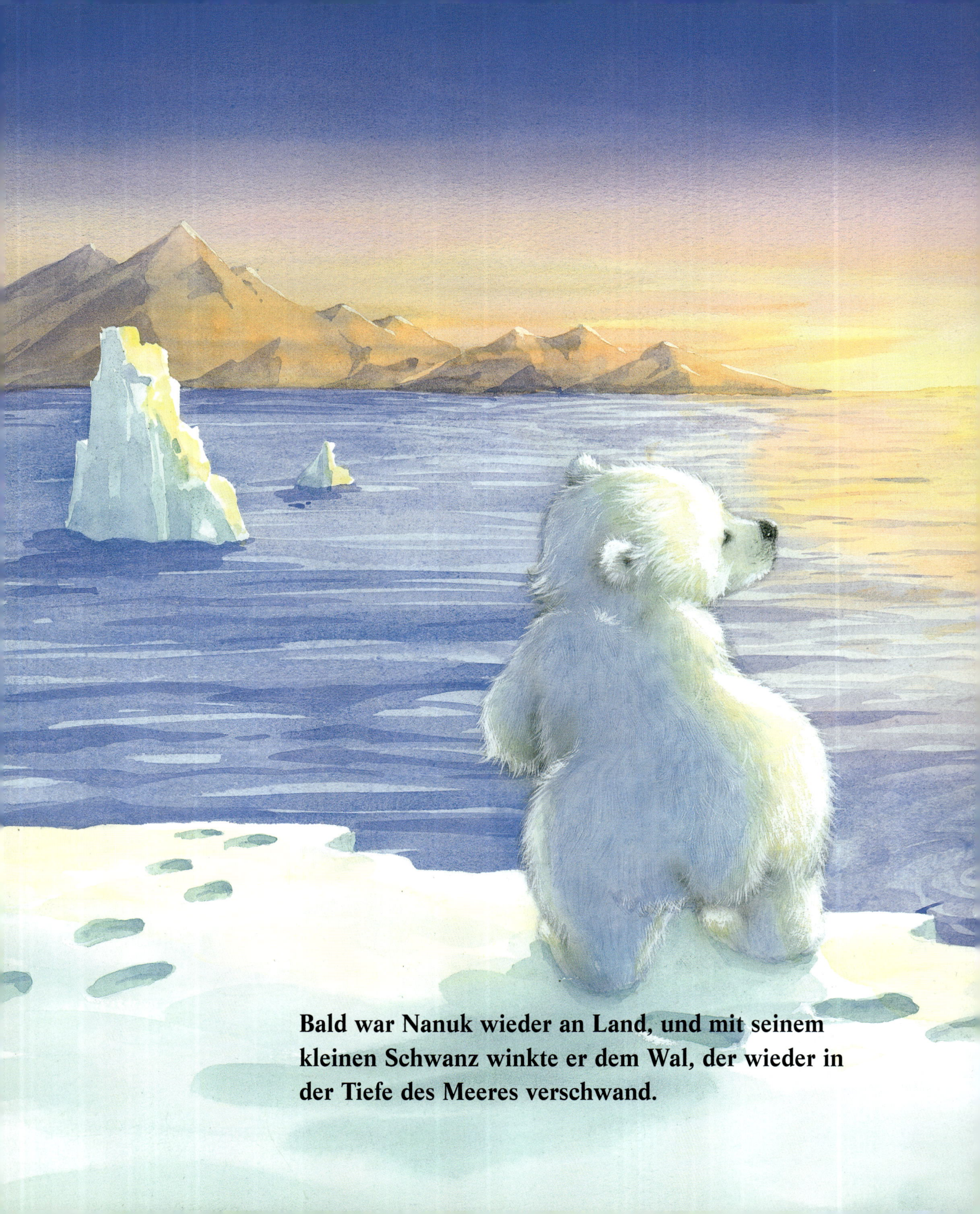

Bald war Nanuk wieder an Land, und mit seinem kleinen Schwanz winkte er dem Wal, der wieder in der Tiefe des Meeres verschwand.

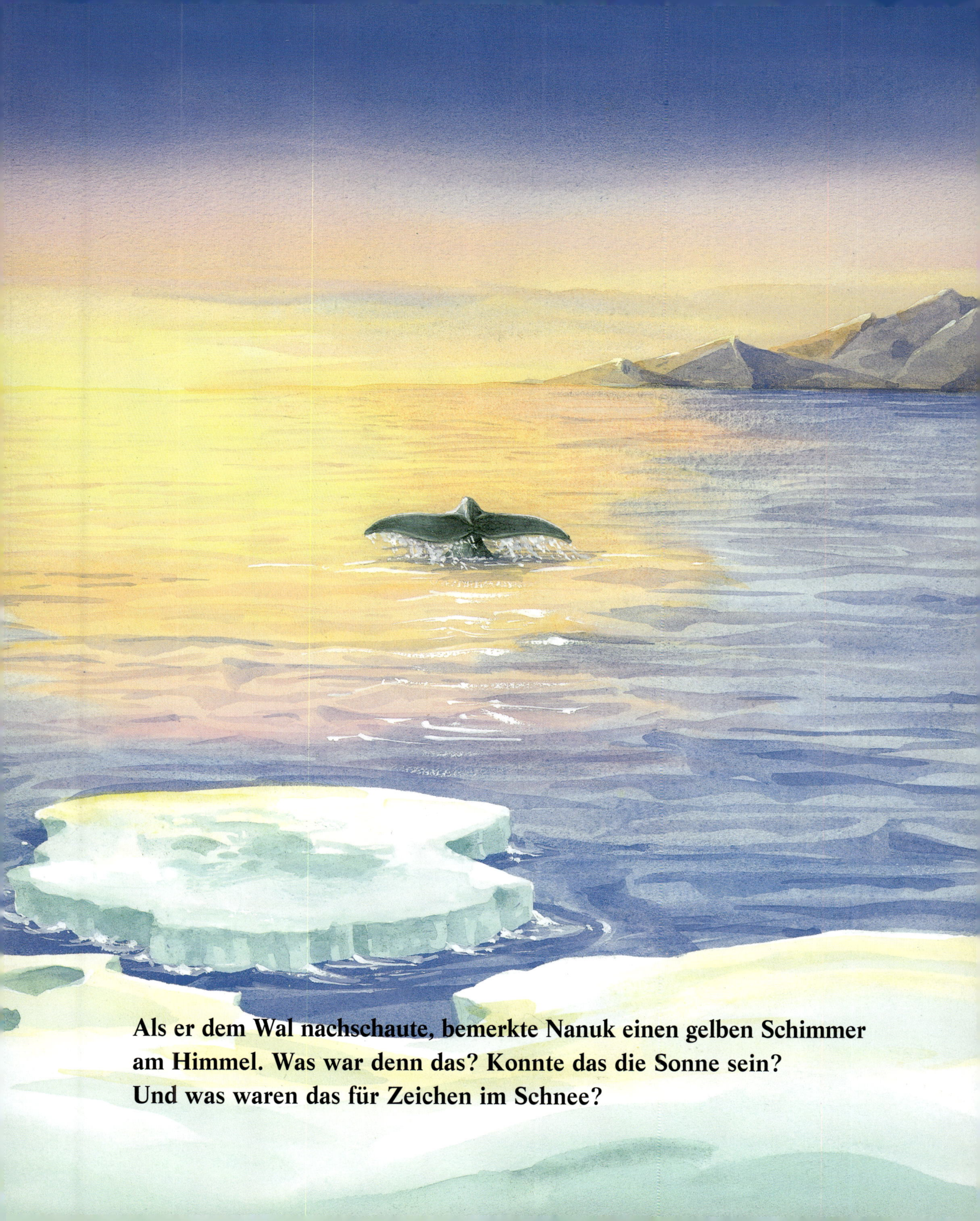

Als er dem Wal nachschaute, bemerkte Nanuk einen gelben Schimmer am Himmel. Was war denn das? Konnte das die Sonne sein? Und was waren das für Zeichen im Schnee?

Da musste er mit einem Mal laut lachen.
Es waren seine eigenen Fußspuren, die ihn geradewegs wieder nach Hause führten! Er rannte so schnell er konnte, bis er irgendwann seine Mutter erblickte, die vor der Höhle nach ihm Ausschau hielt.

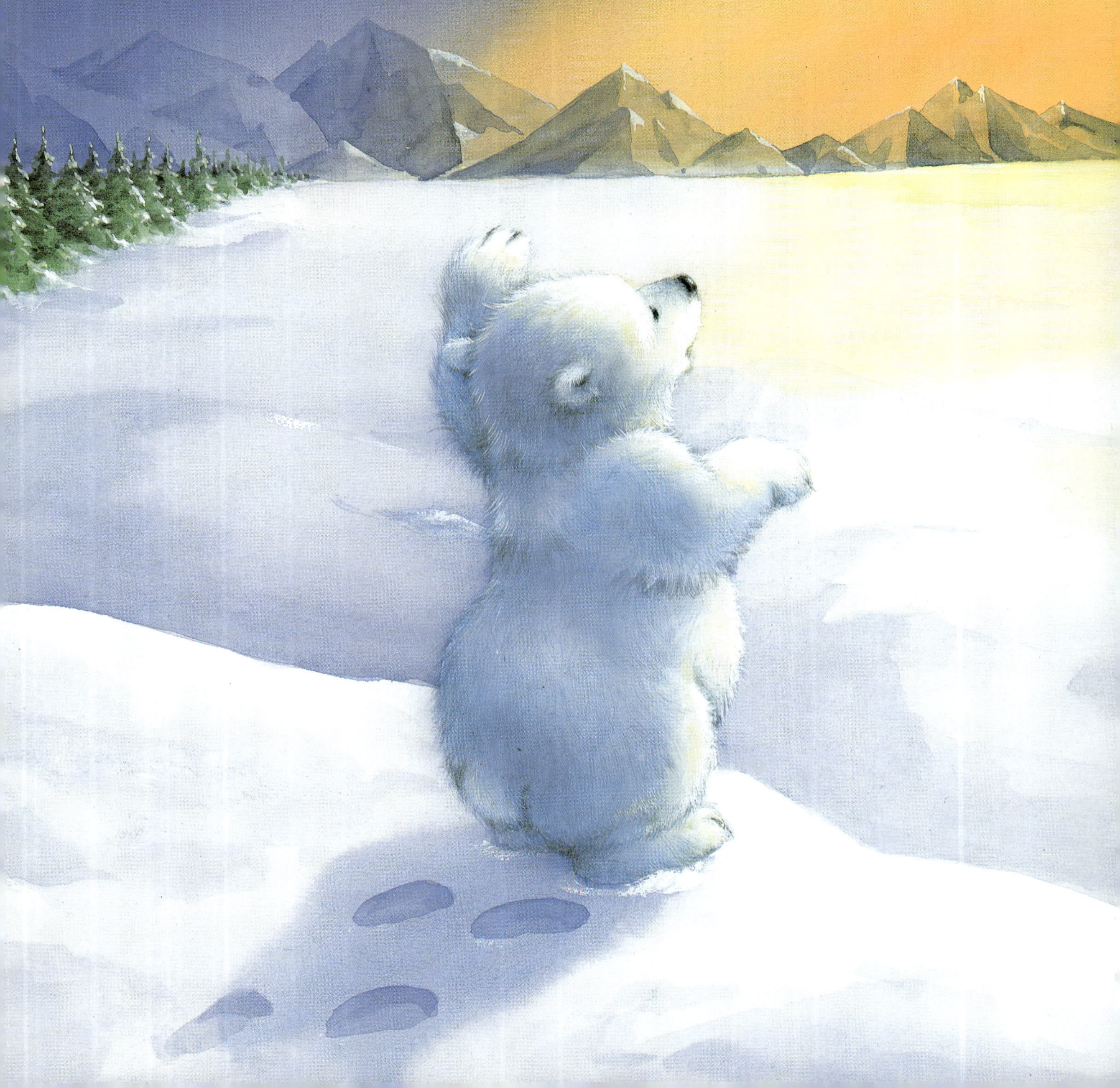

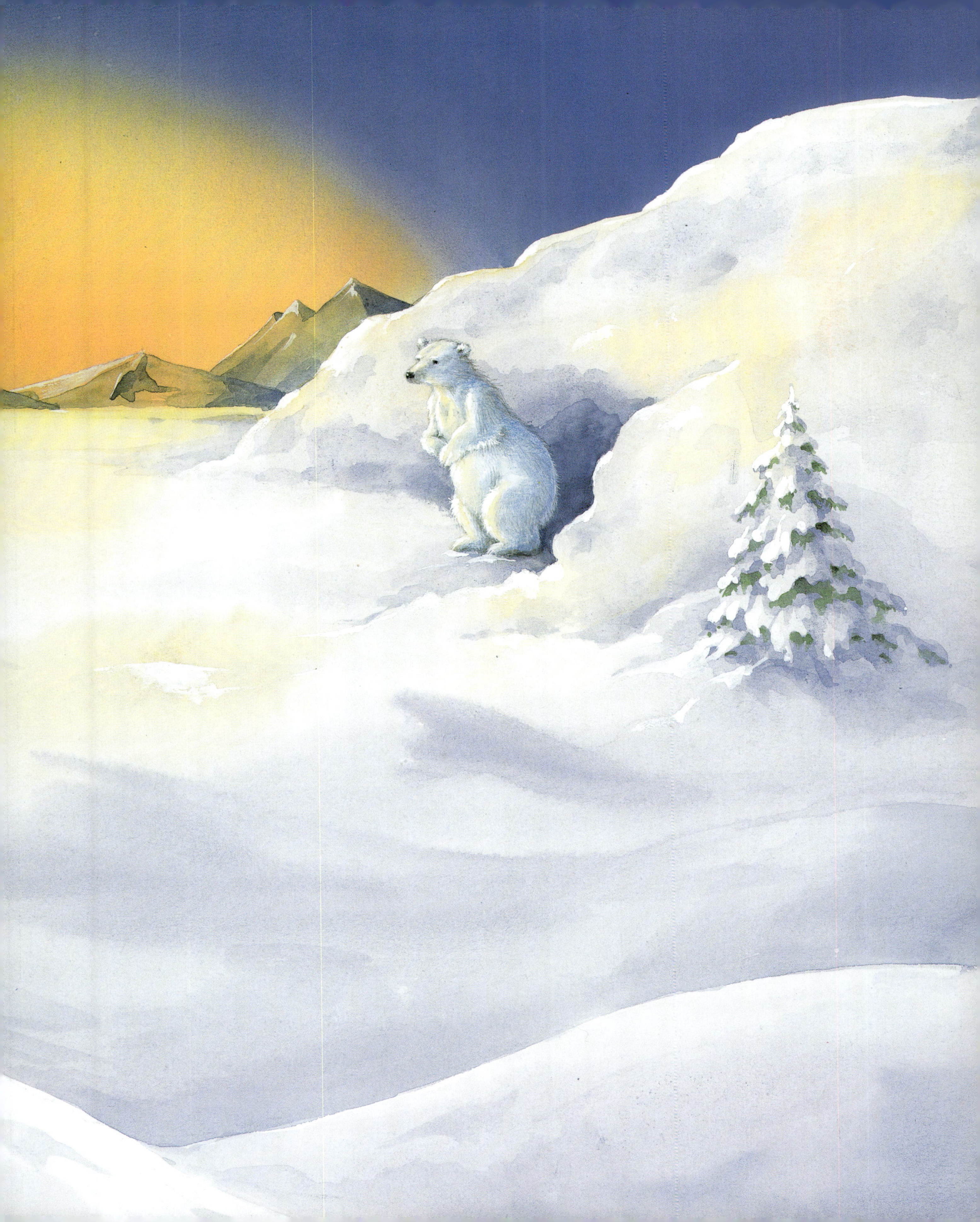

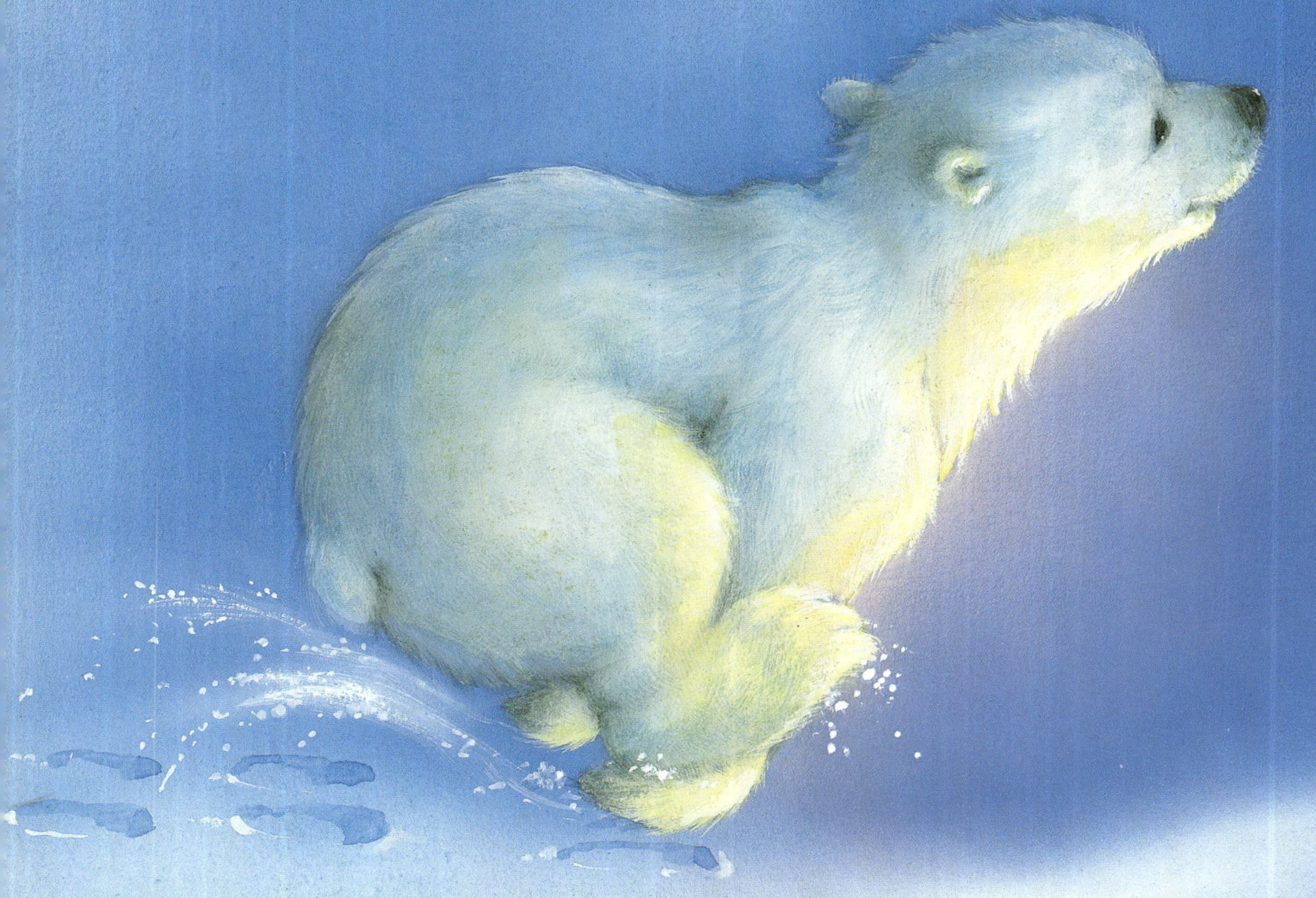

»Mama, Mama!«, rief er laut und sprang durch den
Schnee so schnell er konnte auf sie zu.
Die Eisbärenmutter schloss ihn in ihre Arme.
»Nanuk! Wo bist du gewesen?«, fragte sie.
»Ich habe mir solche Sorgen gemacht.«

»Ich habe die Sonne gesucht«, sagte Nanuk.
»Schau doch nur. Sie kommt zurück!«
Nanuk blickte zum Himmel, auf den violetten Schein,
der sich dort ausgebreitet hatte.
»Natürlich kommt sie zurück!«, lachte seine Mutter.
»Sie kommt immer zurück!«

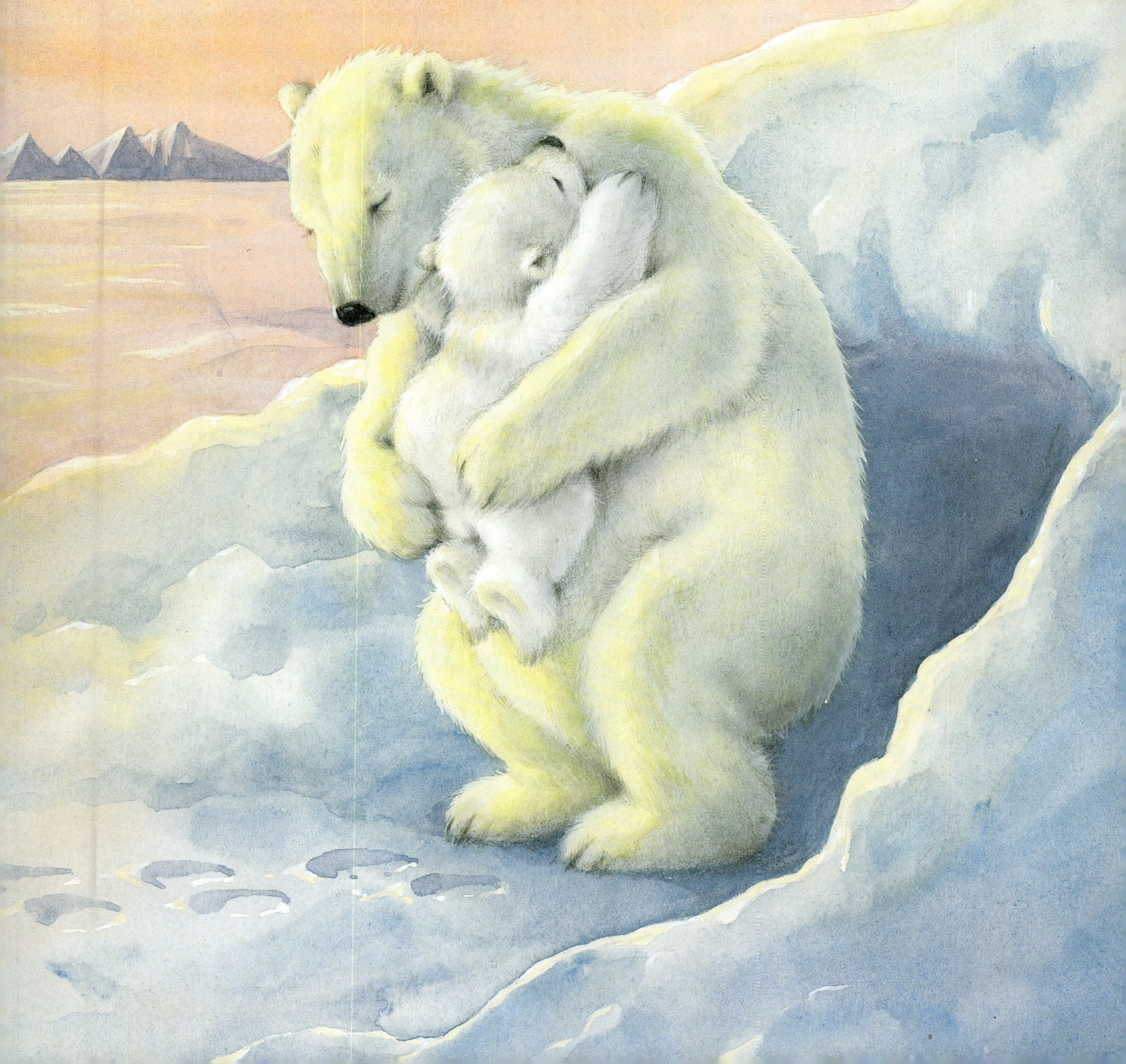